LES ANESTHÉSIES HYSTÉRIQUES

DES MUQUEUSES ET DES ORGANES DES SENS

ET LES

ZONES HYSTÉROGÈNES DES MUQUEUSES

RECHERCHES CLINIQUES

PAR

L. LICHTWITZ

Docteur en Médecine de l'Université de Vienne et de la Faculté de Bordeaux
Membre de la Société française d'Otologie et de Laryngologie.

PARIS
LIBRAIRIE J.-B. BAILLIÈRE ET FILS
19, rue Hautefeuille, près du boul. St-Germain.

1887

LES

ANESTHÉSIES HYSTÉRIQUES

DES MUQUEUSES ET DES ORGANES DES SENS

ET LES

ZONES HYSTÉROGÈNES DES MUQUEUSES

LES

ANESTHÉSIES HYSTÉRIQUES

DES MUQUEUSES ET DES ORGANES DES SENS

ET LES

ZONES HYSTÉROGÈNES DES MUQUEUSES

RECHERCHES CLINIQUES

PAR

L. LICHTWITZ

Docteur en Médecine de l'Université de Vienne et de la Faculté de Bordeaux
Membre de la Société française d'Otologie et de Laryngologie.

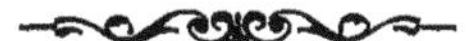

PARIS
LIBRAIRIE J.-B. BAILLIÈRE ET FILS
19, rue Hautefeuille, près du boul. St-Germain.

1887

A MONSIEUR A. PITRES

Professeur de Clinique médicale
et Doyen de la Faculté de Medecine de Bordeaux.

INTRODUCTION

Notre travail comprend deux parties :

Dans la première, nous traitons de l'anesthésie hystérique de quelques muqueuses (muqueuse des voies aériennes supérieures, conjonctive et tympan) et de plusieurs organes des sens (goût, odorat, ouïe).

Ces anesthésies n'ont été étudiées jusqu'à nos jours que d'une manière sommaire, comme on le verra dans l'*historique* et dans l'*exposé critique* des méthodes d'examen employées par les auteurs.

L'existence des zones hystérogènes que nous avons constatée en explorant la sensibilité des muqueuses est encore pour nous une preuve de l'insuffisance des recherches faites à ce sujet.

C'est de ces zones hystérogènes des muqueuses que nous nous occuperons dans la seconde partie de notre étude.

Dans un court appendice, nous parlerons de quelques phénomènes de suggestion et de l'action hystérogène des organes des sens.

Nous donnerons ensuite les observations que nous avons étudiées et les conclusions que nous nous croyons autorisé à tirer de nos recherches.

La plupart de nos observations nous ont été fournies par M. le professeur Pitres. Nous n'avons pris de ces longs documents que ce qui était nécessaire pour démontrer qu'il s'agissait de malades atteints d'hystérie et nous y avons ajouté les examens détaillés des muqueuses et des organes des sens que nous avons pratiqués sur ces malades.

Avant d'entrer en matière, nous avons à cœur de remercier la *Faculté de médecine de Bordeaux* tout entière de l'accueil si hospitalier que nous y avons reçu, nous, médecin étranger, et de la bienveillance si courtoise que nous avons trouvée auprès d'elle.

Qu'il nous soit permis d'adresser plus particulièrement cet hommage de respectueuse gratitude à M. le professeur Pitres, qui, après nous avoir inspiré l'idée de ce travail, a mis à notre disposition les malades de son service et son laboratoire, et dont les conseils nous ont toujours encouragé et guidé.

Nous considérons comme un devoir de lui dédier notre modeste travail.

Nous tenons à remercier sincèrement notre excellent ami, M. Sigalas, chef des travaux de physique à la Faculté de médecine de Bordeaux, du laborieux concours qu'il nous a prêté dans la rédaction de cette étude, et de ses conseils pour tout ce qui touchait dans notre sujet à une question de physique.

Tous nos remerciements à M. le professeur agrégé Bergonié, qui nous a gracieusement permis de faire nos examens de la sensibilité et du goût électrique dans son service électrothérapique à l'hôpital Saint-André.

Nous sommes heureux de pouvoir remercier vivement ici, M. le Dr Moure, dont nous avons suivi la clinique dès notre arrivée en France, dont nous avons été ensuite le collaborateur, et dans sa clinique et dans l'importante Revue de laryngologie, d'otologie, etc., fondée et dirigée par lui, et qui a bien voulu nous honorer de son amitié.

Que MM. les Drs Armaignac, Régis et Charazac reçoivent aussi l'expression de notre sincère attachement.

PREMIÈRE PARTIE

Anesthésie des muqueuses et de quelques organes des sens (goût, odorat, ouïe).

CHAPITRE PREMIER

HISTORIQUE

Nous n'avons nullement l'intention de retracer ici l'historique de l'hystérie. Ce qui nous importe, c'est de constater de quelle époque datent et quel développement ont pris dans ces derniers temps, les notions sur l'anesthésie hystérique en général, et en particulier sur l'anesthésie des muqueuses et des sens du goût, de l'odorat et de l'ouïe. Pour cela, nous n'avons pas besoin de remonter trop loin, il nous suffira de reproduire l'opinion des principaux auteurs qui se sont occupés dans ces quarante dernières années de l'hystérie et dont les travaux marquent un progrès dans l'étude de cette affection.

C'est, en effet, en 1844 seulement, que *Macario* (1), le premier, dans son travail sur *les paralysies hystériques*, parle des anesthésies, surtout des anesthésies sensorielles.

Favrot (2), dans une thèse de la même année, décrit un cas d'hémiplégie hystérique prononcée avec paralysie motrice et sensitive.

(1) Macario. — De la paralysie hystérique. (*Annales médico-psych.* janvier 1844, Jahresber. über das Jahr 1844, v. Cannstadt u. Eisenmann.)

(2) Favrot. — De la catalepsie, de l'extase et de l'hystérie. (*Thèse de Paris*, 1844.)

Mais c'est *Gendrin* (1), qui, dans une lettre adressée à l'Académie de Médecine (séance du 11 août 1846) a appelé l'attention sur l'anesthésie cutanée, comme *signe constant* de l'hystérie et sur l'anesthésie assez fréquente dans la même affection des muqueuses et des organes des sens. Voici ce qu'il dit à ce sujet :

« 1° L'hystérie n'est point uniquement caractérisée par » des attaques spasmodiques reproduites par intervalles ; » c'est une maladie continue, qui présente *toujours*, dans » les intervalles des attaques, des symptômes qui suffisent » pour la caractériser ;

» 2° Dans tous les cas d'hystérie, sans exception, depuis » le début de la maladie jusqu'à sa terminaison, il existe » un état d'insensibilité générale ou partielle. Au plus » léger degré, l'anesthésie n'occupe que certaines régions » de la peau ; au plus haut degré, elle occupe toute la » surface tégumentaire et celle des membranes muqueuses » accessibles à nos moyens d'investigations, telles que la » conjonctive, la pituitaire, la muqueuse bucco-pharyn- » gienne, celle du rectum, du canal de l'urètre, de la vessie, » du vagin. Il n'est pas très rare que l'anesthésie existe » dans les organes des sens, et qu'elle s'étende dans les » parties profondes. Certaines malades perdent jusqu'à la » conscience de la position de leurs membres et des actes » de la locomotion ;

» 3° Il n'y a pas de rapport constant entre le degré de » l'anesthésie et l'intensité ou la fréquence et la forme des » attaques. »

Un an après, son élève *Henrot* (2), dans sa thèse sur *l'anesthésie et l'hyperesthésie hystériques* traite cette

(1) Gendrin. — (*Bulletin de l'Académie de Médecine*, t. XI, p. 1367-1369, 1846.)

(2) Henrot. — De l'anesthésie et de l'hyperesthésie hystériques. (*Thèse de Paris*, n° 150, 12 juillet 1847.)

question plus en détail et insiste surtout sur les anesthésiës générale et spéciale des muqueuses.

« L'anesthésie hystérique, dit-il (p. 6), peut être constatée sur tous les organes, sur tous les tissus, qui, dans l'état physiologique, manifestent de la sensibilité quel qu'en soit le mode. »

En parlant de la peau, il dit qu'elle peut subir « l'anéantissement de toutes les sensations dont nous sommes susceptibles » et il ajoute : « Même condition pour les » membranes muqueuses accessibles à nos moyens » d'action. On peut les piquer et les pincer sans provoquer » la moindre sensation. Une barbe de plume peut être » introduite dans les fosses nasales pour les titiller et » l'éternûment ne se produit pas. On peut promener le » doigt sur l'isthme du gosier et il ne survient pas de » nausées.

» Enfin, les sens spéciaux : l'odorat, le goût, la vue, » l'ouïe peuvent être complètement abolis. »

Et plus loin (p. 9) : « Après l'anesthésie de la peau, la plus » fréquente est celle de la conjonctive et des muqueuses » bucco-pharyngienne et nasale. Pour les deux dernières, » le trouble isolé de la sensibilité spéciale est remarquable.

» J'ai vu plusieurs malades conserver intacts le goût » et l'odorat, tandis qu'ils étaient complètement insensibles » au contact des corps dans les fosses nasales, la bouche, » l'isthme du gosier. Je n'ai pas vu la sensibilité générale » conservée dans ces organes quand la sensibilité spéciale » y était abolie. Parmi les anesthésies des sens spéciaux, » les plus fréquentes sont celles du goût et de l'odorat, » puis celle du tact. J'ai souvent constaté la diminution » de l'ouïe d'un côté. Enfin, les auteurs rapportent plusieurs » faits d'anesthésie rétinienne, d'amaurose. »

L'auteur donne ensuite dans les observations de trois cas dont deux d'analgésie et un d'anesthésie de toute la peau, une description de l'anesthésie générale et spéciale des muqueuses, qué présentaient ces trois malades.

Les assertions de *Gendrin* et de *Henrot* furent bientôt confirmées, d'abord par *Beau* (1) en 1848 et en Allemagne par *Szokalsky* (2), en 1851.

Toutefois, d'après Beau, l'anesthésie hystérique est toujours une anesthésie de douleurs qui se combine purement avec l'anesthésie de tact. Voici, du reste, comment s'exprime l'auteur :

(P. 11) « J'ai constaté la vérité du fait annoncé par M. *Gendrin*, à savoir que l'anesthésie est un symptôme constant de l'hystérie; mais, de plus, j'ai remarqué une circonstance qui n'est pas indiquée par M. Gendrin, c'est que cette anesthésie est toujours, comme dans l'intoxication saturnine, une anesthésie de douleur, soit qu'elle coïncide avec l'anesthésie de tact, ce qui est peu commun et ce qui ne se voit que dans les cas de grande intensité; soit qu'elle s'accompagne du sentiment tactile, ce qui existe chez la plupart des sujets affectés. »

Szokalsky, dans les dix-sept cas d'hystérie qu'il a examinés, a trouvé constamment l'anesthésie cutanée. Il ajoute qu'on observe l'anesthésie hystérique le plus souvent sur la peau et dans les muscles, puis sur les muqueuses et le plus rarement sur les organes des sens. Parmi les anesthésies de ces derniers, celles du goût et de l'odorat sont les plus fréquentes. On ne les rencontre jamais sans perte du tact. Ainsi, la malade qui a perdu l'odorat ne sent pas le chatouillement de la barbe d'une plume introduite dans les narines.

(1) Beau. — Recherches cliniques sur l'anesthésie suivies de quelques considérations physiologiques sur la sensibilité. (*Archives gén. de médecine*, 4e série, tome XVI, Paris, 1848.)

(2) Szokalsky. — Von der Anæsthesie und der Hyperæsthesie bei den hysterischen Frauen. (*Vierteljahrsschr. f. die practische Heilkunde*, 1851, p. 130.)

Quelques années plus tard, *A. Voisin* (1), dans un travail sur l'*anesthésie cutanée hystérique*, dit que l'anesthésie ne se montre qu'après de fortes attaques avec perte de connaissance.

Briquet (2), dans son *Traité clinique et thérapeutique de l'hystérie*, paru en 1859, consacre des chapitres spéciaux aux anesthésies de la peau, des muqueuses et des organes des sens. Pour éviter des répétitions, nous ne citerons ici que les principaux passages, nous réservant de revenir sur les détails dans les différents chapitres de notre étude.

« L'enveloppe extérieure du corps, dit *Briquet* (p. 278), est la partie sur laquelle on observe le plus fréquemment l'anesthésie. Sur les 240 anesthésiques observées par moi, il n'y en a pas eu une seule chez laquelle la peau n'ait été frappée à un degré quelconque. » Il ajoute que toute la surface de la peau était anesthésique chez 4 malades seulement, et toute une moitié latérale du corps, intéressant à la fois la peau de la tête, de la face, du tronc et des membres, chez 93 malades.

« Les membranes muqueuses (p. 289) qui tapissent les ouvertures naturelles du corps, les conjonctives, la pituitaire, la muqueuse buccale et pharyngienne, la muqueuse qui tapisse le pourtour de l'anus et la fin du rectum, celle qui revêt les parties génitales en allant jusqu'au col de l'utérus, et celle du méat urinaire, de l'urètre et de la vessie peuvent être atteintes d'anesthésie. Aucun fait ne prouve qu'*au delà de l'isthme du gosier*, la membrane muqueuse des voies respiratoires puisse être frappée d'anesthésie.

(1) A. Voisin. — De l'anesthésie cutanée hystérique. (*Gaz. hebdom.* 1858, n° 48, in *Canstatt's Jahresber*. 1859, III Bd, p. 98.)

(2) Briquet. — Traité clinique et thérapeutique de l'hystérie. (Paris, 1859.)

« Quand l'anesthésie intéresse toute la peau, elle occupe » aussi toutes les muqueuses. Lorsqu'elle n'affecte qu'une » des moitiés du corps, les membranes muqueuses ne » sont anesthésiées que d'un côté et toujours du côté où » la peau l'est. »

(P. 281.) A propos de l'*anesthésie des organes des sens :* « Tous les sens peuvent être frappés d'anesthésie comme » les muqueuses et la peau. La vue, l'ouïe, l'odorat et » le goût peuvent être atteints, soit séparément, soit simul- » tanément, d'un affaiblissement capable d'aller jusqu'à la » perte complète des sens. Jamais ces anesthésies ne » paraissent d'emblée. Elles ne se voient que quand les » troubles hystériques existent déjà depuis un temps plus » ou moins long et quand une portion plus ou moins » étendue de la peau ou des membranes muqueuses a été » déjà prise de l'anesthésie.

» Lorsque l'insensibilité occupe toute la peau, les » organes des sens sont atteints des deux côtés ; lorsqu'elle » n'occupe que l'une des moitiés latérales du corps, les » organes des sens sont le plus souvent atteints seule- » ment du même côté que celui où la peau est anesthésiée.

» Les yeux sont plus fréquemment atteints, tandis que » les autres organes des sens, qui sont moins fréquem- » ment intéressés, le sont dans une proportion à peu près » égale entre eux. »

Le livre de *Briquet*, et en particulier ce qui concerne l'anesthésie de la peau, des muqueuses et des organes des sens, sert de base aux descriptions des auteurs qui traitent immédiatement après lui de l'hystérie, et nous n'avons rien de particulier à mentionner au point de vue qui nous occupe, si ce n'est un travail de M. *Chairou* (1),

(1) E. Chairou. — Etudes cliniques sur l'hystérie *(Bullet. de l'Académie de médecine*, 1869, t. XXXIV, p. 736, et Paris, 1870.)

de 1870, intitulé : *Etudes cliniques sur l'hystérie*, dans lequel l'auteur déclare qu'un signe pathognomonique constant de l'hystérie consiste dans l'insensibilité de l'action réflexe de l'épiglotte.

Puisque nous aurons à revenir sur ce travail dans le chapitre : *Anesthésie du larynx*, nous nous contentons ici de dire que ce signe, constaté par M. *Chairou*, sans laryngoscope, en avançant simplement le doigt, une barbe de plume, un morceau de papier ou la sonde de Belloc, sur la base de la langue jusqu'à l'épiglotte, n'a pas été reconnu comme pathognomonique, ni comme fréquent par d'autres auteurs (Ziemssen, Mackenzie, Jolly, Armaingaud, Juracz, Thaon, Gouguenheim, Gottstein, Lôri) dont nous citerons les travaux plus loin dans le chapitre indiqué.

M. *Charcot* (1) dans ses *Leçons sur les maladies du système nerveux* et dans les *Leçons sur les localisations dans les maladies du cerveau*, etc., conteste plusieurs des opinions émises par Briquet.

Pour ce qui nous intéresse, toutefois, il admet les idées de cet auteur. Il accepte sa description de l'hémianesthésie, il refuse seulement à l'hémianesthésie la valeur de signe pathognomonique de l'hystérie. Voici, du reste, ses propres termes (*Leçons sur les localis.*, etc., p. 115-117) :

« Dans l'hystérie, il s'agit d'une *anesthésie unilatérale*.
» L'anesthésie totale ne se montre là que dans des cas
» relativement exceptionnels. Un plan antéro-postérieur,
» passant par la ligne médiane du corps, établit la limite de
» l'insensibilité.

» L'hémianesthésie n'atteint pas uniquement la sensibi-
» lité commune, elle frappe aussi les *appareils sensoriels*
» sur le côté du corps où siège l'anesthésie cutanée et

(1) Charcot. - Leçons sur les maladies du système nerveux (t. I, p. 304, Paris, 1875) et Leçons sur les localisations dans les maladies du cerveau et de la moelle épinière. (P. 115-117, Paris, 1876-1880.)

» cette *hémianesthésie sensorielle* n'intéresse pas seule-
» ment le domaine des nerfs qui prennent naissance dans
» le bulbe tels que les nerfs du goût et de l'ouïe; elle
» porte aussi sur les nerfs de l'odorat et de la vision, dont
» l'origine est dans le cerveau proprement dit. » Mais après avoir énuméré les symptômes de l'amblyopie hystérique *unilatérale*, il ajoute, dans une note, que « de nouvelles
» recherches, faites par M. Landolt, ont appris que le
» rétrécissement du champ visuel pour les couleurs dans
» l'hystérie ovarienne avec hémianesthésie, se fait cons-
» tamment sentir des deux yeux à la fois; seulement il
» est incomparablement plus prononcé dans l'œil corres-
» pondant au côté frappé d'anesthésie.

» Tel est le tableau très vulgaire de l'hémianesthésie
» des hystériques. Si, à celle-ci nous comparons actuelle-
» ment l'hémianesthésie cérébrale organique, nous recon-
» naîtrons qu'une parfaite ressemblance peut être
» constatée jusque dans les moindres détails.

» Cette ressemblance a été relevée déjà soigneusement
» par nous-même relativement à la sensibilité commune
» et par M. Magnan en ce qui concerne les troubles de
» l'ouïe, de l'odorat et du goût. »

M. *Jolly* (1) dans l'article *hystérie* in *Ziemssen's Handbuch*, tout en admettant la relation qui existe en général entre l'anesthésie cutanée et l'anesthésie des muqueuses et des organes des sens, dit que cette dernière peut se rencontrer parfois isolée sans celle de la peau.

Mais ce sont surtout MM. *Thomsen* et *Oppenheim* (2)

(1) Jolly. — Hypochondrie und Hysterie. (in *Ziemssen's Handbuch d. spec. Pathol. u. Ther.* 2 Auflage, p. 519, 1877.)

(2) Thomsen und Oppenheim. — Ueber das Vorkommen und die Bedeutung der sensorischen Anæsthesie bei Erkrankungen des centralen Nervensystems. (*Archiv. f. Psychiatrie u. Nervenkrankh.* XV Bd, Heft 2 u. 3, p. 559 u. 633, 1884.)

qui, dans leur travail *sur l'existence et la valeur des anesthésies sensorielles dans les affections du système nerveux central*, combattent les opinions de M. Charcot. Ils ont trouvé (voir p. 637) que dans la plupart des cas d'hystérie observés par eux « l'anesthésie cutanée n'était pas totalement unilatérale, comme le dit M. Charcot, mais partiellement bilatérale, qu'elle n'était pas stationnaire mais variable autant en intensité qu'en étendue, revêtant parfois le caractère d'hémianesthésie plus ou moins distincte ». Ils n'ont pas non plus constaté « une relation intime, un parallélisme constant entre les appareils sensoriels et la sensibilité cutanée ».

Ainsi ils ont pu observer « de l'anesthésie sensorielle avec conservation complète et constante de la sensibilité cutanée » et d'autre part « de l'anesthésie complète de la peau de la tête avec des organes des sens presque normaux ». Dans quelques cas, ils rencontraient de l'anesthésie cutanée bilatérale liée à des anesthésies sensorielles unilatérales, et dans d'autres cas, un des appareils sensoriels était atteint d'un côté, un autre de l'autre côté du corps. D'après ces auteurs, l'odorat, le goût, l'ouïe, peuvent chacun être atteint isolément, mais toujours quand un des organes des sens est affecté, le champ visuel est rétréci.

Nous venons de montrer à grands traits le développement et l'état actuel de nos connaissances sur l'anesthésie hystérique.

Dans le chapitre qui va suivre, nous ajouterons des notes complémentaires à cet historique, surtout en ce qui concerne spécialement notre sujet.

CHAPITRE II

EXPOSÉ CRITIQUE DES MÉTHODES D'EXPLORATION DES MUQUEUSES ET DES ORGANES DES SENS EMPLOYÉES PAR LES AUTEURS

Si on lit avec attention l'historique de l'anesthésie hystérique que nous venons d'esquisser, on s'aperçoit que sauf l'organe de la vue qui, dans ces dernières années, a été soigneusement étudié, la plupart des auteurs se sont bornés à dire que les muqueuses et les appareils sensoriels suivent le type de l'anesthésie cutanée. Et si l'on cherche sur quoi ils ont basé cette assertion absolue, comment ils ont examiné leurs malades, on ne trouve à ce sujet que peu d'indications. Très souvent même, rien n'indique qu'ils aient seulement recherché cette anesthésie.

A. *Muqueuses.* — Quant à l'anesthésie des muqueuses, nous voyons que les auteurs ont piqué et pincé la muqueuse buccale (Gendrin, Henrot, Briquet), qu'ils ont titillé l'arrière-gorge avec le doigt (Henrot, Chairou), qu'ils ont introduit dans le nez une barbe de plume ou un corps étranger quelconque, qu'ils ont fait respirer aux malades des odeurs fortes (Henrot, Szokalsky), qu'ils ont chatouillé les conduits auditifs avec un morceau de papier enroulé — mais ils ne disent pas, par exemple, s'ils ont piqué *toutes* les parties de la muqueuse buccale (dans la plupart des observations, on lit seulement qu'on a traversé la langue ou les lèvres de part en part), et ils n'indiquent pas non plus s'ils ont seulement touché l'entrée des fosses nasales et des conduits auditifs ou aussi les parties profondes. On comprendra aisément que le doigt enfoncé dans l'arrière-bouche peut tout au plus faire reconnaître des anesthésies généralisées et très prononcées de cette partie, mais ne saurait pas limiter des anesthésies circonscrites et nous renseigner sur le degré et la nature de l'anesthésie de la base de la langue, des piliers du voile du palais, du voile du palais lui-même et de la paroi postérieure du pharynx.

Briquet (*l. c.*, p. 289) dit qu'aucun fait ne prouve qu'au delà de l'isthme du gosier les muqueuses puissent être frappées d'anesthésie.

Il ne pouvait en être autrement avant la découverte du laryngoscope, et avant l'emploi des autres méthodes perfectionnées, qui nous permettent d'explorer les orifices naturels du corps.

Mais depuis dix ans déjà, le laryngoscope était entré dans la pratique médicale, lorsque nous voyons M. *Chairou* (*loc. cit.*) se servir encore du doigt pour trouver l'anesthésie de l'épiglotte, son signe pathognomonique de l'hystérie.

Plus tard, il est vrai, quelques auteurs ont recherché l'anesthésie du larynx avec une sonde guidée par le miroir laryngé et ils ont constaté, dans quelques cas d'hystérie, l'anesthésie du larynx. Mais, comme nous le verrons, leurs recherches ne s'étendent que sur un petit nombre de faits et les auteurs n'établissent aucun rapport entre l'anesthésie laryngée et celle des autres téguments du corps.

M. *Löri* (1) dit cependant (p. 22) que, quand l'anesthésie laryngée existe, elle est accompagnée d'une anesthésie de la muqueuse buccale, nasale et des téguments externes, et d'après M. Thaon, l'anesthésie laryngée coexiste fréquemment avec une plaque cutanée d'anesthésie, à la face antérieure du cou.

(1) E. Löri. — Die durch anderweitige Erkrankungen bedingten Veränderungen des Rachens, des Kehlkopfes und der Luftröhre. (Stuttgart, F. Enke, 1885.)

Des autres muqueuses, c'est la *conjonctive* qu'on examine le plus souvent au point de vue de l'anesthésie. Cela s'explique par la facilité de cet examen et par ce fait que l'organe de la vue a, plus que les autres sens, attiré l'attention des auteurs.

Le *tympan* n'a été examiné que dans ces derniers temps par M. Walton (1). Cet auteur donne même quelques détails sur la sensibilité de *l'oreille moyenne* à l'air insufflé. Nous parlerons de son travail dans le chapitre qui traitera de l'anesthésie du conduit auditif et du tympan, dans lequel nous verrons que nos résultats ne confirment pas ceux qu'il a obtenus. Bornons-nous à faire remarquer ici que dans ses examens il ne fait aucune mention spéciale de l'anesthésie du conduit auditif externe.

Nous voyons donc que si certaines muqueuses ont été explorées, au point de vue de leur anesthésie, d'une manière insuffisante, il est vrai, ou tout au moins dans un trop petit nombre de cas, et sans tenir compte de la sensibilité des autres téguments, — une seule, la muqueuse des fosses nasales et des arrière-fosses nasales, n'a jamais été examinée scientifiquement. Nous verrons cependant que les caractères spéciaux que présente la muqueuse nasale méritent à plusieurs titres d'attirer l'attention.

B. *Organes des sens* (*goût*, *odorat*, *ouïe*). — Ce que nous venons de dire de l'examen insuffisant de l'anesthésie des muqueuses peut aussi s'appliquer au goût, à l'odorat et à l'ouïe qui, jusque dans ces derniers temps, n'ont été étudiés que superficiellement.

Pour justifier un diagnostic de l'anesthésie du *goût*, les auteurs se bornent à dire, dans leurs observations ou dans leurs descriptions de l'hystérie, que les malades ne trouvent

(1) Walton. — Deafness in hysterical hemianaesthesia. (Brain, vol. V, p. 468-472, 1883.)

aux aliments aucune saveur (Henrot, 3e obs. *loc. cit.*, p. 41-43, *Rosenthal* (1), p. 472), que le malade ne peut pas distinguer le café du sucre, Szokalsky (*loc. cit.*, p. 131), ou ils notent simplement une « altération faible ou complète du goût ».

Dans les cas d'hémianesthésie, on a parfois examiné chaque moitié de la langue. Mais on cherche vainement dans les observations des auteurs une exploration qui ait porté isolément sur les parties antérieures et postérieures de la langue et sur le voile du palais, parties qui n'ont pas toutes la même innervation ou du moins, qui sont innervées par des branches du même nerf ayant suivi des trajets différents, et qui peuvent subir séparément, comme nous le verrons, des anesthésies gustatives.

De plus, les substances employées n'étaient pas toujours exclusivement sapides, mais pouvaient en même temps exciter la sensibilité générale, ou même l'olfaction (par exemple, des acides forts, de l'éther, du chloroforme, etc.).

Pour rechercher l'*anesthésie olfactive*, on a fait respirer des odeurs « fortes » (ammoniaque, éther, acide acétique) et des odeurs « faibles ». On comprend que les premières excitaient en même temps les nerfs de la sensibilité générale de la muqueuse de Schneider.

Quant à l'*ouïe*, on a fait simplement entendre une montre aux malades, pour juger du degré et de la nature de la surdité. Nulle part, on ne trouve un examen otoscopique qui exclue toute affection de l'appareil transmetteur des sons.

La critique que nous venons d'appliquer aux examens de la plupart des auteurs ne saurait avoir trait aux travaux de M. *Walton* et de MM. *Thomsen* et *Oppenheim*, qui sont

(1) Rosenthal. — Traité clinique des maladies du système nerveux. (Traduit de l'allemand sur la 2e édition, Paris, 1878.)

du reste assez récents et ultérieurs aux descriptions que les auteurs classiques ont données de l'anesthésie des organes des sens.

M. *Walton* (*loc. cit.*), dans son étude sur la *surdité dans l'hémianesthésie* hystérique, donne les résultats de ses recherches sur l'organe de l'ouïe, faites chez treize hystériques du service de M. *Charcot* .

Dans ces examens, M. *Walton* a insisté sur l'audition par voie aérienne et sur celle par voie cranienne. Il a examiné la première avec la voix chuchotée (1), avec la montre et plusieurs diapasons (dont il ne donne pas la hauteur). La montre et les diapasons lui servaient aussi pour examiner la perception cranienne. Nous donnerons dans le chapitre « anesthésie de l'ouïe » les résultats de ses recherches.

MM. *Thomsen* et *Oppenheim* (*l. c.*, p. 561), ont également examiné les organes des sens d'une manière plus exacte que leurs devanciers. Aussi leurs résultats diffèrent-ils, comme nous l'avons vu dans l'historique, considérablement de ceux admis par les autres auteurs. Quant à ce qui concerne l'oreille, ils ont également pris l'audition non seulement par voie aérienne à la montre et à la voix chuchotée (ils disent que cette dernière est normalement entendue à une distance de 20 pieds au lieu de 20 mètres), mais aussi par voie cranienne avec un diapason à son aigu et avec un autre à son grave. Toutefois, dans les observations qu'ils rapportent, ils donnent des résultats trop sommaires de leurs examens pour qu'ils puissent nous servir de comparaison avec les nôtres.

Peut-être, en cherchant bien, trouverions-nous encore dans les observations d'hystérie, publiées par les différents

(1) Il dit que la voix chuchotée n'est entendue normalement qu'à une distance de 10 mètres, au lieu de 20 mètres, distance généralement admise par les otologistes.

auteurs, quelques données sur l'anesthésie des muqueuses et des appareils sensoriels, plus précises que celles qui nous sont fournies dans les traités classiques et les autres ouvrages déjà cités dans l'historique; mais ces indications isolées ne sauraient avoir qu'une valeur toute relative.

Or, nous nous croyons autorisé à dire que, jusqu'à présent, l'anesthésie hystérique des muqueuses, surtout de celles qui pour être vues et explorées exigent le maniement d'un spéculum ou d'un miroir quelconque, et l'anesthésie des appareils sensoriels, surtout celle du goût, n'ont pas été examinées ou au moins ne l'ont pas été d'une manière complète et comparativement avec l'anesthésie cutanée.

Cette assertion nous paraît justifiée non seulement par le relevé bibliographique, mais encore, pour ce qui concerne l'anesthésie des muqueuses, par les considérati o n que voici : dans la seconde partie de notre travail, où nous traitons des zones hystérogènes des muqueuses, nous verrons que dans les cinq cas d'hémianesthésie que nous avons examinés, et aussi dans un cas d'analgésie totale, nous avons pu découvrir des zones hystérogènes qui, à l'encontre de la plupart des zones hystérogènes extérieures, ne sont pas profondes mais bien superficielles et facilement excitables par un très léger attouchement avec la sonde.

Nous ne pouvons pas croire que ces zones n'existaient que dans les cas observés par nous, et il nous sera permis de penser que, si l'on avait attentivement exploré chez un assez grand nombre d'hystériques les fosses nasales, l'arrière-gorge et le larynx, etc., on aurait aussi vu survenir les accidents (crises convulsives, états hypnotiques) que nous avons provoqués, à notre grande surprise, par l'attouchement de ces diverses parties.

Les auteurs, à notre avis, se sont donc basés dans leur diagnostic de l'anesthésie des muqueuses, sur l'examen des entrées des orifices naturels qui suivent, en effet, le type de l'anesthésie cutanée, et en ont conclu que les parties plus profondes des muqueuses se comportent de la même façon.

Et de même, les résultats de nos examens du goût chez les hystériques nous permettent de dire que si on l'avait examiné avec plus de méthode, on l'aurait trouvé altéré plus souvent et autrement qu'on ne le décrit.

Qu'on ne s'attende pas, après ce que nous venons d'avancer, à voir nos recherches combler ces lacunes dans l'étude de l'hystérie. Le petit nombre de faits que nous apportons est d'abord insuffisant pour en tirer des lois. De plus, les méthodes d'examen des organes du goût, de l'odorat et de l'ouïe sont loin d'être aussi exactes que celles employées pour l'organe de la vue et ne permettent pas de se faire une idée complète et précise de la nature et du degré de l'anesthésie de chacun d'eux.

Mais cela ne change en rien ce fait que nous voulons prouver, à savoir que le peu de précision des méthodes d'examen et de l'examen lui-même auquel se sont livrés les différents auteurs, ne permettaient pas les assertions absolues qu'ils ont avancées sur l'anesthésie hystérique des muqueuses et de certains appareils sensoriels, et qu'il faut de nouvelles recherches faites selon des méthodes plus scientifiques.

CHAPITRE III

MÉTHODES D'EXPLORATION SUIVIES PAR NOUS

Comme les résultats des examens de la sensibilité varient toujours avec les méthodes d'exploration, nous croyons utile de donner ici, en détail, les procédés que nous avons employés.

A. *Muqueuses*. — Quant à la recherche de la sensibilité des muqueuses, nous avons, en nous éclairant avec un miroir frontal, plat ou concave, selon que nous nous servions de la lumière solaire ou d'une lampe à gaz, examiné presque point par point, la sensibilité des différentes parties des muqueuses des voies aériennes supérieures, des conduits auditifs externes et des tympans. Quant aux muqueuses *buccale* et *nasale*, nous avons recherché plusieurs modes de la sensibilité, la sensibilité au contact avec une sonde mousse, celle à la douleur avec une sonde pointue, et celle à la chaleur avec une sonde chauffée.

De plus, pour la muqueuse de la langue et du voile du palais, nous avons, dans six cas, à l'occasion des recherches du goût électrique, noté des détails sur la sensibilité au courant galvanique, et trois fois nous avons indiqué approximativement la sensibilité faradique.

Nous n'attribuons aux résultats obtenus par l'examen électrique qu'une valeur purement relative, car le courant électrique, sous ses deux formes galvanique et faradique, est un agent esthésiogène très puissant, modifiant comme tel les différents modes de la sensibilité et la sensibilité électrique elle-même. Or, un moyen d'épreuve qui de lui-même change les résultats, ne peut être employé que si les variations qu'il introduit sont soumises à des lois déterminées. Ces lois, nous ne les connaissons pas pour l'action esthésiogène des courants électriques.

L'examen des *fosses nasales* ne pouvait pas être fait d'une manière complète dans les cas où une hypertrophie considérable des cornets nous empêchait de toucher isolément les parties postérieures et supérieures des fosses nasales et dans d'autres cas, où la présence de zones spasmogènes très sensibles nous obligeait d'éviter des attouchements réitérés.

Pour ce qui est de la muqueuse des *arrière-fosses nasales* et du *larynx*, nous nous sommes contenté de rechercher la sensibilité au contact, sauf dans un cas d'analgésie cutanée totale où il nous était intéressant de voir si l'analgésie s'étendait sur toutes les muqueuses.

M. *Ziemssen* (1) examinait la sensibilité du larynx à la douleur avec un courant électrique qu'il localisait à l'aide de petites électrodes appliquées sur les différentes régions. Nous n'avons pas voulu suivre cette méthode, car, à part la difficulté d'application qu'elle présente, l'examen de la muqueuse buccale aux courants électriques nous a montré (voir p. 34) que la sensibilité électrique ne marchait pas de pair avec les autres sensibilités. De plus, comme nous l'avons noté tout à l'heure, l'électricité est un agent esthésiogène, parfois très actif, faisant revenir au bout de peu de temps la sensibilité. L'électricité ne saurait donc être employée comme moyen d'investigation de la sensibilité à la douleur.

L'examen complet des arrière-fosses nasales et du larynx n'a pas toujours été possible à cause des réflexes trop vifs ou des zones hystérogènes siégeant sur ces parties.

Dans plusieurs cas, nous avons aussi recherché la sensibilité des *trompes* à l'air insufflé par la sonde (qui donne une sensation de froid et peut-être aussi de contact léger) et quelquefois la sensibilité à la piqûre en introduisant jusqu'à l'isthme des trompes des bougies en celluloïde de M. *Urbantschitsch*.

Dans les *conduits auditifs* et les *tympans*, nous avons recherché la sensibilité au contact, à la piqûre et à la brûlure. Nous nous sommes servi de petites sondes, l'une mousse,

(1) ZIEMSSEN. — Handbuch der Krankh. des Respirationsapparates. (I. p. 408, Leipzig 1879.)

l'autre pointue, adaptées aux manches des instruments auriculaires de M. *Gruber*.

L'examen des *muqueuses de l'œil* comprenait la sensibilité au contact, à la piqûre et à la brûlure, des conjonctives des paupières inférieure et supérieure et de la conjonctive scléroticale.

Pour les cornées nous nous sommes ordinairement borné à examiner la sensibilité au contact.

B. *Organe des sens* (*goût*, *odorat*, *ouïe*). *Examen du goût*. — Nous avons recherché :

1° Le goût pour les substances sapides ;

2° Le goût électrique.

Le premier a été examiné dans tous nos cas, le second dans six cas seulement.

1° *Goût pour les substances sapides*. — Nous avons appliqué sur les parties de la muqueuses buccale qui sont généralement admises comme sensibles au goût (langue et voile du palais) et aussi sur celles qui ne le sont que par quelques auteurs (muqueuse de la joue, voûte palatine, pharynx) des substances *sucrée*, *salée*, *acide et amère* en solutions.

Ces solutions étaient assez concentrées pour donner une sensation gustative bien distincte, mais les solutions de sel et de vinaigre n'étaient pas assez fortes pour déterminer la sensibilité générale.

Pour mettre les liquides sapides en contact avec les muqueuses, nous nous sommes servi de petits tampons d'ouate, enroulés autour d'une sonde un peu rugueuse à son extrémité.

La sonde était assez longue et convenablement coudée pour atteindre facilement la base de la langue ou le voile du palais.

Les petits tampons d'ouate étaient légèrement imbibés, afin d'éviter une diffusion trop abondante du liquide sur les parties voisines, et chaque tampon ne servait que pour une expérience. Puis, nous ordonnions aux malades d'ouvrir largement la bouche et de tirer la langue.

Pour l'examen des parties postérieures de la langue et du voile du palais, nous nous sommes éclairé avec le miroir frontal, afin de toucher exactement les points voulus, et nous avons retenu la langue en dehors, en l'entourant d'un linge pour empêcher ses mouvements contre la voûte et le voile du palais. Avant que nous la lâchions, les malades ont dû nous indiquer, par des signes convenus d'avance, s'ils avaient senti ou non les substances sapides. Avant de procéder à un nouvel examen, nous faisions rincer la bouche aux malades. Nous avons contrôlé avec soin et à plusieurs reprises, les résultats obtenus.

Nos examens du goût ont donc eu pour but : 1° de voir si les quatre substances sapides fondamentales étaient goûtées ou non ; 2° de délimiter leur champ gustatif.

Les examens n'étaient jamais *quantitatifs* et n'établissaient pas ce que, par analogie avec les autres sens, nous pourrions appeler « l'acuité gustative ».

Les méthodes suivies par un petit nombre d'auteurs, *Valentin*, *Camerer* (1), pour trouver l'acuité gustative normale, sont loin de donner des résultats absolus.

Elles reposent sur la détermination du degré minimum de concentration des solutions sapides, capables de provoquer une sensation gustative bien définie, soit sur des parties circonscrites, soit sur la muqueuse buccale tout entière.

M. *Vintschgau* (2) (p. 209-214) a déjà énuméré les

(1) Valentin. Lehrb. d. Physiol. des Menschen (2. Aufl. 2. Abt. Braunschweig, 1848). — Camerer. Ueber die Abhängigkeit des Geschmackssinns von der gereizten Stelle der Mundhöhle (*Ztschr. f. Biologie*, p. 440, 1870), cités par M. *Vintschgau*. (Voir la note suivante.)

(2) Vintschgau. Physiologie des Geschmackssinns und des Geruchssinns (in *Handbuch der Physiologie*, von L. *Hermann*, 1880.)

causes d'erreurs dans les recherches physiologiques de l'acuité gustative ; chez les hystériques, les erreurs seraient encore plus grandes par la simple raison que la salivation réflexe offre, d'après le degré de l'anesthésie générale de la muqueuse buccale, des variations considérables et que le plus ou moins de salive ajoutée aux liquides expérimentés doit forcément modifier leur concentration et fausser les résultats.

Nous ne savons pas, à cause de l'action esthésiogène du courant électrique, si on peut attribuer une valeur plus grande aux résultats des examens du goût électrique, les courants étant mesurés en milliampères.

2° *Goût électrique.* — Nous l'avons recherché de deux manières : *a)* en appliquant le pôle positif sur la langue et sur le voile du palais et le pôle négatif sur une partie quelconque du corps (jambe, avant-bras) (examen unipolaire) ; *b)* en appliquant à la fois les deux pôles sur la langue et sur le voile du palais (examen bipolaire.)

Nous avons fait l'examen unipolaire avec une simple électrode laryngienne et l'examen bipolaire avec l'électrode de Trouvé, qui contient dans le même manche les deux fils et dont les deux pôles complètement isolés se terminent par deux hémisphères métalliques séparés par une distance de 8 à 10 millimètres. La muqueuse sur laquelle on les applique ferme le courant. Un galvanomètre gradué en milliampères (1), intercalé dans le courant, nous indiquait à quelle intensité du courant naissait le goût électrique.

L'examen portait séparément sur les bords antérieurs et moyens, sur les tiers antérieur, moyen et postérieur de la face dorsale de la langue et sur le voile du palais, côté droit et côté gauche.

(1) Nous nous sommes servi du galvanomètre de Déprez d'Arsonval modifié par M. *Bergonié.* (Etudes d'électrothérapie théoriques et cliniques, Bordeaux, 1887.)

Les malades nous avertissaient par des signes différents de la sensation de picotement et de brûlure ou de la sensation gustative.

Examen de l'odorat.— L'organe de l'odorat est, de tous les organes des sens, le moins accessible à nos investigations :

Nous avons fait sentir aux malades des odeurs qui éveillent seulement la sensibilité spéciale et pas en même temps la sensibilité générale comme le font l'ammoniaque, l'acide acétique, etc.

Nous n'avons pas pratiqué des examens avec le courant galvanique, car les notions physiologiques sur la sensation olfactive par l'irritation galvanique sont peu nombreuses et plus que douteuses. (*Vintschgau, loc. cit.*, p. 253-256.)

Du reste la présence de zones spasmogènes sur la muqueuse nasale chez six de nos malades nous aurait empêché de faire ces recherches.

Examen de l'ouïe. — Nous avons examiné la perception des sensations sonores par voie *cranienne* ou pour parler plus exactement par voie *cranio-tympanienne* et par voie *aérienne*.

Nous nous sommes servi : 1° d'une montre dont le tic-tac était perçu par une oreille normale à une distance de 100 à 120 centimètres ; 2° de l'acoumètre de M. *Politzer* qui est entendu, d'après les recherches de cet auteur (1) et de M. *Hartmann*, par une oreille normale à une distance de 15 mètres environ ; 3° de la voix chuchotée, perçue par une oreille normale à une distance qui varie entre 20 et 25 mètres selon que le bruit de la rue entre plus ou moins dans la salle où l'on pratique l'examen (*Wolff, Hartmann, Chimani*) ; 4° de différents diapasons ; 5° du sifflet de Galton.

(1) A. Politzer. — Lehrbuch der Ohrenheilkunde (Stuttgart, 1878, I, Bd, p. 193.)

Pour nos premiers malades, nous n'avions à notre disposition que les diapasons *la*$_2$ (213, 33 v. d.) et (*sol* 3$_3$ (384, v. d.).

Pour les autres, nous nous sommes servi des diapasons *ut*$_2$ (128 v. d.) *ut*$_3$ (256, v. d.), *ut*$_4$ (512 v. d.) et *ut*$_5$ (1024, v. d.) et du sifflet à divisions de Galton, fourni par M. *Kœnig*, à Paris, et qui doit donner les sons compris entre *sol*$_8$ (12 288, v. d.) et *ré*$_7$ (4608 v. d.), selon qu'on enfonce plus ou moins le piston.

Les différents diapasons et le sifflet nous ont servi à déterminer s'il n'y avait pas de lacune dans l'audition des sons.

Avec les diapasons placés sur le vertex, nous constations, dans chaque cas, à quelle oreille le son résonnait le plus fort, et enfin, ils nous servaient pour l'expérience de *Rinne* qui consiste à voir si les sons sont perçus plus longtemps par voie aérienne que par voie cranienne (diapasons placés sur l'apophyse mastoïde) : Rinne positif; ou inversement, plus longtemps par voie cranienne que par voie aérienne : Rinne négatif.

CHAPITRE IV

DE L'ANESTHÉSIE DES MUQUEUSES (MUQUEUSES DES VOIES AÉRIENNES SUPÉRIEURES ET DES ORGANES DES SENS)

Nos examens ont porté sur onze cas d'hystérie dont neuf avec anesthésie cutanée.

Dans cinq de ces cas, l'anesthésie cutanée occupait une moitié du corps (Obs. I à V). Cependant l'hémianesthésie n'était pas toujours totale, car on rencontrait chez quelques-uns, à différentes époques, de petites plaques sensibles du côté anesthésique, et plus rarement des plaques anesthésiques du côté sensible (1).

Dans un cas, il existait de l'*analgésie* sur tout le tégument externe du corps (Obs. VI), et, dans deux cas, il s'agissait d'anesthésie plus ou moins prononcée de presque toute la peau (Obs. VII et VIII). Nous les désignerons comme cas d'anesthésie en îlots.

Une fois enfin, l'anesthésie n'occupait qu'un membre supérieur (Obs. XI).

Dans les résultats que nous allons rapporter, nous tiendrons toujours compte de la forme de l'anesthésie cutanée.

Nous traiterons, dans une première partie, de l'anesthésie de *chaque muqueuse en particulier*, et dans une seconde, de l'*anesthésie des muqueuses en général.*

I. — **Anesthésie de chaque muqueuse prise séparément.**

1° *Bouche.*

Nous parlerons : *A*, de l'anesthésie au contact, à la piqûre et à la brûlure; et *B*, de l'anesthésie électrique.

A. Anesthésie au contact, a la piqure et a la brulure

Dans les cas d'*hémianesthésie cutanée*, il existait une hémianesthésie complète de la muqueuse buccale (Obs. II, examen du 13 octobre et obs. III), et une hémianesthésie plus ou moins incomplète dans les autres ; incomplète en ce sens qu'il y avait des parties sensibles du côté

(1) Nous avons exclu de nos réflexions les examens faits chez les hémianesthésiques au moment où les îlots sensibles occupaient la face.

anesthésique (Obs. I, obs. II, examen du 12 août, obs. V, examen du 27 novembre), ou des parties insensibles du côté sensible du corps (Obs. II, examen du 12 août, obs. IV).

Parfois, cet empiètement réciproque de l'esthésie et de l'anesthésie allait jusqu'à effacer le tableau de l'hémianesthésie (Obs. II, examen du 12 août).

Dans un cas (Obs. III, examen du 9 août), l'hémianesthésie de la muqueuse buccale semblait s'accuser avant celle de la peau.

Chez l'*analgésique cutanée totale*, la muqueuse buccale était aussi analgésique dans toutes ses parties (Obs. VI).

Dans les deux cas d'*anesthésie cutanée en îlots*, la muqueuse buccale était presque complètement anesthésique (Obs. VII et VIII).

Chez la malade de l'observation VIII, cette anesthésie était combinée sur plusieurs points de la bouche avec de l'hyperalgésie à la pression (zones douloureuses) et des douleurs spontanées (anesthésie douloureuse).

Dans l'observation IX, où il n'existait pas d'*anesthésie cutanée*, la voûte palatine et la muqueuse des joues étaient hypoesthésiques à la piqûre et anesthésiques à la brûlure.

Nous n'avons pas pu constater sur la muqueuse buccale le phénomène relaté par M. *Rabenau* (1) qui dit que, dans tous ses cas, la muqueuse, surtout les muqueuses buccale et linguale, percevaient les piqûres d'épingles comme pression, bien que la peau ne sentît d'aucune manière une épingle qui la traversait complètement.

Dans nos cas, les piqûres de la langue faites sur les parties anesthésiques ne furent pas perçues, même comme pression.

(1) **Rabenau**. — Ueber die Sensibilitaetsstörungen bei Hysterischen. (*Inauguraldissertation*, 10 Juli 1869, Berlin.)

Nos examens ne sont pas non plus conformes à l'opinion de M. *Briquet* (*loc. cit.*, p. 289) qui prétend que : « l'anesthésie des membranes muqueuses, nasale et buccale se rencontre presque *exclusivement* dans les cas d'hémianesthésie » ; car, nous voyons que les autres formes d'anesthésie cutanée s'accompagnent aussi de l'anesthésie de la muqueuse buccale et même, comme nous le verrons tout à l'heure, de l'anesthésie partielle de la muqueuse nasale. (Obs. VII et VIII.)

Pour ce qui concerne nos résultats sur l'hémianesthésie buccale, qui ne sont pas conformes aux descriptions de l'hémianesthésie des auteurs, nous y reviendrons plus loin quand nous parlerons de l'hémianesthésie des muqueuses en général.

B. Anesthésie électrique

a. *Sensibilité au courant galvanique.*

Nous avons déjà dit dans le chapitre « Méthodes d'exploration » que nous n'avions examiné la sensibilité au courant galvanique que sur la langue et sur le voile du palais, et dans six cas seulement (Obs. I, II, V, VI, VII, VIII), et nous avons indiqué la valeur que nous attribuons à cette méthode d'examen.

1° La sensibilité galvanique est toujours diminuée, au moins légèrement, sur les parties anesthésiques de la langue et du voile du palais, mais elle n'est jamais abolie (1).

2° Cette diminution de la sensibilité galvanique n'a aucun rapport avec celle des autres modes de sensibilité, ni chez

(1) Dans le paragraphe « Anesthésie du goût » (p. 67), nous avons, en rapportant les résultats de nos examens du goût électrique normal, noté en même temps la sensibilité galvanique normale.

les différents malades comparés entre eux, ni chez la même personne examinée seule.

Ainsi, dans un cas (Obs. I), la sensibilité au courant galvanique ne survenait sur la langue, alors sensible au toucher, à la piqûre et à la brûlure, qu'à une intensité, variable selon les points d'application des électrodes (bords ou face dorsale) entre 1/2^{mma} et 22^{mma} (examen bipolaire), et 1/2^{mma} et 14^{mma} (examen unipolaire) ; tandis que dans un autre cas (Obs. V), la sensibilité galvanique était normale sur les parties sensibles de la langue (de 1/4^{mma} à 2^{mma} (examen uni et bipolaire), et très peu diminuée sur les parties insensibles (de 1/2^{mma} à 1 1/2^{mma}, examen bipolaire et de 1^{mma} à 3 1/2^{mma}, examen unipolaire).

Autre exemple : dans le cas qui fait le sujet de l'observation II, il existait sur les points symétriques des deux tiers antérieurs anesthésiques, une différence de la sensibilité galvanique de la langue qui variait, selon les endroits où on appliquait les électrodes, entre 1 et 5^{mma}.

3° Dans les cas d'hémianesthésie cutanée, la sensibilité galvanique était plus diminuée du côté hémianesthésique du corps, même dans les cas où la muqueuse n'offrait pas de l'hémianesthésie aux autres modes de sensibilité. (Obs. I et II.) (1).

4° La salivation à l'excitation galvanique était souvent diminuée ou même abolie tant à l'excitation unipolaire qu'à l'excitation bipolaire. Elle survenait le plus abondamment à la galvanisation du tiers postérieur de la langue et parfois même avant toute autre sensation.

Sur les deux tiers antérieurs, au contraire, la salivation se montrait avant ou après la sensation de brûlure et de

(1) Chez la malade II la galvanisation provoquait, sur la moitié droite de la langue, une sensation de picotement et sur la moitié gauche une sensation de brûlure.

picotement; parfois, elle faisait complètement défaut. La durée de l'excitation semblait influer sur l'apparition et l'abondance de la salivation.

La salivation par galvanisation des parties de la langue offrant de l'anesthésie générale et spéciale survenait dans le cas V à une intensité de 3^{mma} du courant et dans le cas VII à une intensité de 10^{mma} seulement.

b. *Sensibilité faradique.*

L'examen n'a porté que sur trois malades (Obs. IV, V, VI) et sur la partie antérieure de la langue seulement.

Dans un cas (Obs. IV), la sensibilité faradique était abolie du côté insensible de la langue et conservée du côté sensible (courant de moyenne intensité). Il en était de même du corps. Notons seulement qu'après 5 à 6 minutes de faradisation, la sensibilité revenait sur les parties excitées.

Chez le sujet de l'Observation V, le minimum d'intensité est le même du côté sensible et du côté insensible.

Chez la troisième malade enfin (Obs. VI, Analgésie totale), pour une même intensité du courant inducteur, le courant induit maximum de la bobine à gros fils n'était pas senti, tandis que le courant induit de la bobine à fils fins était senti, à une distance de 9 centimètres de la bobine inductrice (1).

2° *Fosses nasales.*

Dans les cas d'*hémianesthésie cutanée*, la muqueuse des fosses nasales, tout en suivant en partie cette hémianesthésie, n'était pourtant jamais totalement hémianesthésique. La cloison gardait toujours sa sensibilité intacte,

(1) Nous nous sommes servi de la bobine à chariot de Gaiffe.

sauf dans sa partie antérieure et inférieure qui était parfois plus ou moins anesthésique. Le plancher et le cornet inférieur et plus encore le cornet moyen offraient aussi dans leurs parties postérieures des points sensibles. Ces points coïncidaient ordinairement avec des zones spasmogènes.

La fosse nasale correspondante au côté sensible du corps était toujours hyperesthésique et le siège de zones spasmogènes très facilement excitables (voir la deuxième partie sur les zones hystérogènes).

Dans le cas d'*analgésie cutanée* (Obs. VI), les fosses nasales se montraient également analgésiques, sauf la muqueuse de l'aile droite qui était complètement anesthésique et celle du cornet inférieur et de la partie inférieure de la cloison qui était hypoesthésique au contact et en même temps analgésique comme le reste de la muqueuse nasale. Il y avait aussi des zones hypno-spasmogènes dans les deux fosses nasales.

Chez les deux malades atteints d'anesthésie en îlots (Obs. VII et VIII), les fosses nasales étaient plus ou moins anesthésiques sur la partie antérieure de leurs parois latérales et de la cloison, mais le reste des parois et de la cloison surtout restait toujours sensible.

Dans un de ces cas (Obs. VIII), presque toute la cavité nasale était le siège de zones douloureuses.

Nous voyons donc que la *muqueuse nasale est peut-être de toutes les muqueuses la moins atteinte d'anesthésie*. Nous regrettons de n'avoir pas eu à examiner un cas d'hystérie avec anesthésie cutanée totale. Il eût été intéressant de voir si certaines parties de la muqueuse nasale, même dans ces cas, étaient restées sensibles.

Pour ce qui concerne les cas d'hémianesthésie cutanée, dans lesquels les parties sensibles de la fosse nasale correspondante au côté anesthésique du corps, coïncidaient avec des zones spasmogènes, quelques doutes pourraient s'élever au sujet de la sensibilité partielle de la fosse nasale anesthésique.

On pourrait objecter qu'il ne s'agissait peut-être pas sur ces points d'une sensibilité proprement dite, mais de la sensibilité que donne l'attouchement d'une zone spasmogène et que, par conséquent, le fait sur lequel nous insistons tant n'est pas prouvé, à savoir : que la fosse nasale du côté hémianesthésique n'est jamais totalement anesthésique.

Or, nous avons pu nous convaincre que les malades distinguaient très bien la sensation de contact de celle de l'aura qui parfois ne se montrait qu'après des attouchements réitérés et plus forts. De plus, chez quelques-uns de ces malades, à d'autres époques, les mêmes parties étaient sensibles au contact et n'étaient pas le siège de zones spasmogènes (Obs. I, examen du 21 juillet et 14 octobre, et obs. II, examen du 12 août).

3° *Pharynx buccal et nasal.*

Dans les cinq cas d'*hémianesthésie cutanée*, il existait trois fois une hémianesthésie assez prononcée de la muqueuse pharyngée (Obs. I, II, III).

Nous disons « assez prononcée » parce que dans l'observation II (examen du 12 août), et dans l'observation III (examen du 11 octobre), nous avons trouvé que le pharynx buccal offrait du côté anesthésique un peu de sensibilité au contact.

Dans un cas d'hémianesthésie, tout le pharynx était insensible (Obs. IV).

Dans un autre cas d'hémianesthésie, par contre (Obs. V, examen du 27 novembre), tout le pharynx buccal était sensible et le pharynx nasal (difficile à examiner, à cause des réflexes et des zones de l'arrière-gorge) semblait l'être aussi.

Dans le cas d'*analgésie cutanée* (Obs. VI), la muqueuse pharyngée offrait également de l'analgésie.

Dans les deux cas d'anesthésie en îlots (Obs. VII et VIII), le pharynx était plus ou moins anesthésique. Dans un de ces cas (Obs. VIII), il offrait, de plus, des zones douloureuses. Dans un cas *sans anesthésie cutanée* (Obs. X), le pharynx était très hypoesthésique.

4° *Larynx.*

Dans les cas d'*hémianesthésie*, la muqueuse laryngée (y compris la face postérieure de l'épiglotte) n'était pas hémianesthésique.

Elle était des deux côtés également ou *anesthésique* (Obs. IV), ou *hypoesthésique* (Obs. III), ou *normalement sensible* (Obs. II, examen du 12 août, et Obs. V), ou *hyperesthésique* sur l'épiglotte ; hyperesthésique en ce sens qu'un léger attouchement des bords et de la face postérieure de l'épiglotte provoquait des crises convulsives très intenses (Obs. I et Obs. II examen du 13 octobre).

La présence de ces zones spasmogènes très facilement excitables ne nous permettait pas de faire, dans ces deux cas, un examen des autres parties du larynx. Il aurait été possible si nous avions toujours pu éviter de frôler l'épiglotte avec la sonde laryngée.

Dans le cas d'*analgésie cutanée* (Obs. VI), on trouvait la muqueuse laryngée analgésique. La malade ne sentait que le contact quand on lui brûlait les aryténoïdes et l'épiglotte.

Dans les deux cas d'*anesthésie en îlots*, le larynx était hypoesthésique (Obs. VII et VIII).

Un de nos cas, *sans anesthésie cutanée,* offrait également une hypoesthésie laryngée (Obs. X).

Nous devons parler maintenant de l'anesthésie de l'épiglotte qui, comme nous l'avons vu dans la partie historique, a été regardée par M. *Chairou* (*loc. cit.*), comme un signe pathognomonique, constant et précoce de l'hystérie. Cet auteur dit bien qu'au début de la maladie, la malade a encore la sensation du toucher, du chaud et du froid, mais qu'il y a toujours abolition à peu près complète de l'action réflexe.

Cette assertion, confirmée par *Sawyer* (1) et M. *Brochin* (2) a subi de la part de beaucoup d'autres auteurs de vives objections.

M. *Ziemssen* (*cit. loc.*, p. 400) dit que ce symptôme n'est ni constant ni même fréquent et qu'il se rencontre aussi dans la diphtérie.

M. *Schnitzler* (3) rapporte un cas d'anesthésie de tout le larynx avec douleurs spontanées. (*Anesthesia dolorosa*).

D'après M. *Mackenzie* (4), s'il existe dans quelques cas d'hystérie, une légère diminution de la sensibilité du pharynx, on ne rencontre jamais d'insensibilité complète de la membrane muqueuse du larynx aux impressions directes.

M. *E. Fraenkel* (5) n'a pas observé l'anesthésie de la

(1) Sawyer (James). — Some neurose of the larynx. (*British. Med. Journ.*, 31 octobre 1874, cité dans le travail de *Thaon*) (voir plus loin).

(2) Brochin. — Article *Maladies nerveuses* du *Dictionnaire des Sciences Médicales*, t. XII, 2e série, p. 353, cité dans le travail de M. Armaingaud. (Voir plus loin.)

(3) Schnitzler. — Ueber Sensibilitaetsneurosen des Kehlkopfes. (*Wiener, medicinische Presse*, nos 46 et 48, 16 et 30 novembre 1873.)

(4) Mackenzie. (Morell). — Traité pratique des maladies du larynx, du pharynx et de la trachée. (Traduit de l'anglais et annoté par MM. Moure et Berthier, Paris, 1882).

(5) E. Fraenkel. — Beitrag zur Lehre von den Sensibilitaetsneurosen des Schlundes und des Kehlkopfes. (*Breslauer aerztliche Zeitschrift*, no 16, 28 août 1880.)

muqueuse laryngée dans ses cas de névrose laryngée, dont deux étaient franchement hystériques.

M. *C. Gerhardt* (1) par contre, a constaté chez la plupart de ses vingt hystériques, atteintes de paralysie des cordes vocales, de l'anesthésie du pharynx et de l'entrée du larynx. Une fois, au contraire, il trouvait une hyperesthésie pharyngo-laryngée. L'auteur dit que ces troubles de la sensibilité sont un signe constant de la paralysie des cordes vocales d'origine hystérique.

M. *Armaingaud* (2) fait remarquer que l'anesthésie de l'épiglotte n'est pas un signe pathognomonique, car elle se trouve aussi chez les épileptiques, les saturnins et les simples névropathiques. De plus, il a pu sur vingt-deux sujets, qui ne présentaient aucune de ces affections, constater douze fois une insensibilité du pharynx, de la base de la langue et de l'épiglotte, assez grande pour que l'introduction du doigt et des attouchements pratiqués sur tous ces points ne déterminassent aucun mouvement réflexe et fussent parfaitement supportés.

M. *Jolly* (*loc. cit.*, p. 531) et M. *Juracz* (3) partagent l'opinion de M. *Ziemssen* à savoir, que l'anesthésie laryngéee chez les hystériques, n'est une affection ni constante ni fréquente.

M. *Gouguenheim* (4) se prononce dans le même sens : « L'anesthésie laryngée, dit-il, manque chez un certain

(1) C. Gerhardt. — Ueber hysterische Stimmbandlähmung (*Deutsche medic. Wochenschrift*, n° 4, 26 janvier 1878.)

(2) Armaingaud. — Relation d'une petite épidémie d'hystérie observée à Bordeaux dans une école de jeunes filles. (Extrait du *Journal de médecine de Bordeaux*, nos 19-20, décembre 1879. Paris. 1880, chez A. Delahaye.)

(3) A. Juracz. — Ueber die Sensibilitatneurosen des Rachens und des Kehlkopfes. (Sammlung klinischer Vorträge, v. R. Volkmann, n° 195, p. 16, Leipzig, 1881.)

(4) Gouguenheim. — Des névroses du larynx. (Paris, 1883.)

nombre d'hystériques et, d'autre part, je l'ai rencontrée, rarement, il est vrai, chez des sujets ne présentant aucun symptôme plausible d'hystéricisme. »

M. *Thaon* (1) dans son travail, l'*Hystérie et le larynx*, fait observer que l'anesthésie laryngée s'observe plus rarement que ne l'affirment les auteurs (Chairou, Sawyer), et il ajoute : « Il résulte de notre enquête à ce sujet, que, chez un sixième seulement des hystériques, on rencontre l'anesthésie plus ou moins complète de l'épiglotte. »

M. *Lôri* (*loc. cit.*, p. 22) dit que chez les hystériques l'anesthésie laryngée est assez rare. Quand elle existe, elle est accompagnée d'une anesthésie des muqueuses buccale et nasale et des téguments externes.

Citons enfin M. *Gottstein* (2) : « Etant donné que la sensibilité normale de la muqueuse laryngée admet des limites très larges, il est très difficile de juger si, dans le cas qui se présente, l'hypoesthésie ou l'anesthésie est physiologique ou pathologique. Il est donc plus que douteux que l'hystérie puisse être regardée comme moment étiologique de l'hypoesthésie. Le petit nombre d'observations n'est pas concluant. »

On a vu que nos examens ne sont pas non plus conformes à l'opinion de M. *Chairou*. Sur nos onze cas, l'anesthésie du larynx, y compris l'épiglotte (face postérieure), n'existait qu'une seule fois (Obs. IV).

Dans quatre cas (Obs. III, VII, VIII, X), il est vrai, on observait de l'hypoesthésie du larynx et de l'épiglotte avec diminution des réflexes.

Mais sans vouloir aller aussi loin que M. *Gottstein*, qui prétend que l'anesthésie laryngée peut être physiologique, on peut dire qu'une simple diminution de la sensibilité et

(1) THAON. — L'hystérie et le larynx (Mémoire lu au Congrès laryngologique de Milan, le 3 septembre 1880, *Annales des maladies de l'oreille, etc.*, t. VII, 1881, p. 30-41.)

(2) *Gottstein*. — Die Krankheiten des Kehlkopfes, p. 156. (Wien, 1884.)

des réflexes de cette muqueuse, peut encore être considérée comme normale. Car on la rencontre, tous les jours, chez des individus n'ayant ni hystérie, ni autre affection, si ce n'est parfois un catarrhe chronique des cordes vocales.

Or, nous voyons que l'anesthésie de la muqueuse laryngée (y compris l'épiglotte) n'est pas un fait fréquent.

D'après nos observations, elle existerait moins souvent que celle du pharynx et surtout que celle de la muqueuse buccale.

Et, chose plus importante encore, *jamais dans nos cas d'hémianesthésie cutanée, nous n'avons pu trouver une hémianesthésie, ou une hémihypoesthésie laryngée.*

Parmi les auteurs que nous venons de citer, aucun ne rapporte un fait d'hémianesthésie laryngée observée chez les hystériques.

M. Löri (*loc. cit.*, p. 23) dit seulement, sans rapporter des faits à l'appui : « Dans l'anesthésie hystérique, j'ai rarement observé qu'elle fût limitée à un côté du larynx ; plus souvent, elle était bilatérale » ; et M. Thaon (*loc. cit.*, p. 38) fait observer que « l'anesthésie hystérique peut gagner le larynx tout entier et être absolue ; généralement elle est bilatérale, et elle ne se limite à aucun territoire nerveux bien précis ; ce caractère la distingue parfois suffisamment d'autres anesthésies qui s'étendent à un des nerfs laryngés supérieurs tel que l'anesthésie diphtéritique ».

Par contre on trouve cités des faits d'hémianesthésie laryngée d'origine cérébrale organique.

Ainsi M. *Ziemssen* (*loc. cit.*, p. 400) mentionne deux cas rapportés par M. *Ott* (*Prager med. Wochenschr.* n° 19, 1877), dans lesquels existaient de l'anesthésie laryngée unilatérale avec paralysie motrice par suite de lésions cérébrales en forme de foyer.

Plus tard, M. *Ott* (1) a encore publié un autre cas analogue, que voici :

(1) Ott. — Zur Lehre der Anesthœsie des Larynx (*Prager med. Wochenschr.*, n° 4, 1881, analysé in *Cannstatt's Jahresbericht* 1881, II Bd., p. 124.)

Il s'agit d'une femme de trente-huit ans, offrant une hémianesthésie droite du larynx, anesthésie qui s'étendait au-dessous de la corde vocale droite. L'attouchement du côté gauche déterminait de la toux et des nausées.

A l'autopsie, on constata que les racines moyennes du pneumogastrique droit, à leur point d'émergence du bulbe, étaient amincies, le tissu lamineux était parsemé de corpuscules pigmentés hémorragiques; il existait une prolifération intense de la membrane interne des vaisseaux et aucune trace de fibres nerveuses à myéline; en un mot, on trouvait toutes les lésions de la syphilis cérébrale, telles que les ont décrites MM. *Heubner* et *Lancereaux*. Le larynx n'offrait aucune lésion syphilitique.

Malgré les altérations du pneumogastrique, ni la circulation ni la respiration n'avaient été troublées chez le malade.

M. *Löri* (*loc. cit.*) rapporte brièvement (p. 4) un cas d'hémiplégie droite avec paralysie du facial droit, dans lequel le pharynx et le larynx du même côté étaient frappés de paralysie motrice et d'anesthésie, et plus loin (p. 13 et 14), il parle de deux malades atteints de sclérose multiple chez lesquels survenait brusquement, par suite d'une attaque apoplectiforme, une hémianesthésie pharyngolaryngée gauche.

Nous verrons plus loin, dans nos considérations sur l'hémianesthésie hystérique des muqueuses en général, que ces faits pourraient peut-être fournir un signe différentiel entre l'hémianesthésie hystérique et l'hémianesthésie organique.

5° *Conduit auditif externe, tympan et oreille moyenne.*

A. *Conduit auditif et tympan.* — Dans les cas d'*hémianesthésie cutanée*, l'hémianesthésie ou s'étendait entièrement sur le conduit auditif et sur le tympan du côté anesthésique (Obs. I, examen du 21 juillet et du 14 octobre et obs. IV), ou n'occupait que la partie cartilagineuse du conduit, tandis que sa partie osseuse et le tympan restaient sensibles (Obs. II, III, examen du 11 octobre; V, examen du 4 décembre) (1), ou, enfin n'existait du côté anesthésique que pour le contact et la piqûre et non pour la brûlure; mais, dans ce dernier cas, le conduit et le tympan opposés étaient sensibles au toucher et à la piqûre et insensibles à la brûlure (Obs. I, examen du 23 septembre et du 30 octobre).

Dans le cas d'*analgésie cutanée*, les conduits et les tympans étaient également analgésiques.

Des deux malades présentant de l'*anesthésie cutanée en îlots*, l'un (Obs. VII) avait les deux conduits presque entièrement analgésiques, et l'autre (Obs. VIII) offrait, sur certains points des conduits et des tympans, une hypoesthésie prononcée, sur d'autres points une hyperalgésie considérable.

B. *Oreille moyenne* (caisse et trompe d'Eustache). La caisse et la trompe d'Eustache se montraient parfois, dans les cas d'*hémianesthésie cutanée*, insensibles à l'air insufflé par la sonde (Obs. I et III).

Dans le cas de l'observation II, l'air insufflé fut aussi bien senti par la caisse du côté du corps anesthésique que par celle du côté sensible. Chez la malade *analgésique* (Obs. VI), l'air ne fut senti par aucune oreille.

Des sujets atteints d'*anesthésie en îlots*, l'un (Obs. VII) sentait l'air dans l'oreille droite et non dans l'oreille gauche, l'autre (Obs. VIII) le sentait des deux côtés (2).

La bougie en celluloïde que nous avons introduite chez

(1) En effet, c'était la ligne de séparation de la partie osseuse et de la partie cartilagineuse du conduit qui y limitait, à peu près, les zones sensibles et insensibles.

(1) L'insensibilité de la trompe et de la caisse, à l'air insufflé, se rencontre aussi (nous avons eu plusieurs fois l'occasion de le constater) dans certains cas d'otite moyenne chronique avec affection labyrinthique. Elle

trois malades (Obs. I, III, VII), dans la trompe jusqu'à l'isthme, fut toujours sentie au moins comme légère piqûre ; — chez la malade de l'observation III, il survenait l'aura d'une attaque.

Nos examens démontrent que les parties profondes de l'oreille (partie osseuse du conduit, tympan, caisse et trompe), sont loin de suivre toujours le type de l'anesthésie cutanée.

Nous sommes, ici, en contradiction avec M. *Walton* (*loc. cit.*), qui, dans son travail sur l'hémianesthésie hystérique, donne comme loi que dans l'hémianesthésie totale, le tympan et la caisse sont anesthésiques et dans l'hémianesthésie incomplète, le tympan est analgésique et la caisse moins sensible à l'insufflation de l'air.

Dans le paragraphe : *anesthésie de l'ouïe*, nous verrons que l'ouïe non plus ne suit pas toujours l'hémianesthésie, comme le prétend le même auteur.

L'anesthésie du tympan nous fournit l'occasion de parler du rôle que M. *Gellé* (1) a voulu dernièrement attribuer à la sensibilité du tympan dans l'orientation auditive.

Sur un malade du service de M. Charcot, atteint d'une anesthésie générale, M. Gellé avait constaté l'anesthésie complète des deux tympans (2); l'ouïe était intacte. Le son

est plus prononcée du côté le plus sourd. Les malades accusent de ne pas sentir l'air insufflé du côté le plus affecté aussi bien que de l'autre côté, quoique l'auscultation avec l'otoscope nous dise le contraire. Parfois nous avons vu revenir, avec l'amélioration de l'ouïe, la sensibilité à l'air insufflé.

(1) E. Gellé. — Rôle de la sensibilité du tympan dans l'orientation auditive. (*Soc. de Biologie,* séance du 16 octobre, et *Tribune médicale,* n° 949, 24 octobre 1886.)

(2) L'auteur ne parlant dans son article que d'une anesthésie complète des deux tympans, au froid et à la piqûre, et non de l'anesthésie au contact, nous nous sommes adressé directement à lui par lettre, pour savoir s'il s'agissait dans son cas simplement d'une analgésie du tympan comme le faisait croire sa description ou d'une anesthésie complète comme le faisait supposer le sens de l'article. M. Gellé a bien voulu nous répondre, et nous

d'une montre était perçu, mais la notion de la direction du son, l'orientation même à droite ou à gauche étaient absolument impossibles sans le secours de la vue.

L'auteur conclut que « la vue supprimée, un individu » ayant une exacte perception des sons, une audition » assurément bonne, ne peut plus se rendre compte de la » direction des sons perçus, ni même reconnaître si c'est par » l'oreille droite ou par l'oreille gauche qu'il les perçoit, dès » que la sensibilité des deux tympans est perdue. Ainsi » l'orientation naît d'une sensation tactile. L'activité de la » cinquième paire vient en aide au nerf de l'audition. »

Il a fait, dit-il, la contre-épreuve en constatant la persistance de la sensibilité du tympan dans tous les cas où l'orientation était conservée.

Cette assertion de M. Gellé nous semblait avoir, au point de vue de la physiologie et de la pathologie de l'orientation une importance assez grande pour que nous recherchions le même phénomène dans un cas analogue.

Au début, ne rencontrant parmi les observations qui font le sujet de notre travail aucun cas d'anesthésie complète des deux tympans, nous avons voulu produire une anesthésie totale, à l'aide d'une solution de chloryde cocaïne à 10 0/0. Mais ce moyen ne nous a pas réussi (1).

Au moment de finir notre travail, nous avons eu la bonne fortune de rencontrer un malade atteint d'hystérie trauma-

tenons à le remercier ici, que c'était véritablement un cas d'anesthésie complète des deux tympans pour tous les modes de la sensibilité ; et nous considérons par conséquent, son sujet comme atteint d'anesthésie *complète* des deux tympans.

(1) Nous avons même essayé d'obtenir l'anesthésie totale des tympans en appliquant la cocaïne à l'aide du courant galvanique suivant la méthode proposée par M. *Wagner* (Gesellschaft der Aerzte in Wien, séance du 29 janvier 1886, in *Wiener Med. Presse*, n° 7, 14 février 1886), pour rendre insensible la peau dont l'épiderme est intact, et qui se base sur

tique dont les deux tympans présentaient une anesthésie complète. Nous ne donnons, de l'histoire du malade qui est actuellement en observation dans le service de M. le professeur Pitres, que les détails qui peuvent nous intéresser spécialement.

Barr..., âgé de vingt-trois ans, avec antécédents nerveux, a reçu, il y a cinq ans, un coup de couteau dans la région axillaire gauche suivi d'une atrophie progressive surtout de l'éminence thénar du membre supérieur gauche. On constate des troubles de la sensibilité cutanée (hyperesthésie, hypoesthésie et analgésie) sur le même membre, sur la partie supérieure du tronc et sur une partie de la tête. La muqueuse de la bouche est anesthésique. Celle des fosses nasales surtout du côté gauche, et celle du pharynx buccal et nasal sont hypoesthésiques. Le champ visuel des deux yeux est fortement rétréci.

Les goûts sucré, salé, acide et amer sont bien perçus sauf sur la pointe de la langue.

L'odorat est normal.

Quant à la sensibilité générale et spéciale de l'organe de l'ouïe, voici ce que nous avons constaté, en premier examen, fait le 11 février 1887.

Oreille droite. — Pavillon et conduit auditif : la sensibilité au contact est abolie; celle à la piqûre et à la brûlure est fortement diminuée.

Tympan. — La sensibilité au contact est *abolie.* La piqûre est à peine sentie; la brûlure est perçue comme une piqûre légère, mais chaque attouchement provoque l'apparition de bourdonnements.

Oreille gauche. — Pavillon et conduit auditif : la sensibilité au contact, à la piqûre et à la brûlure est abolie. La pression forte et la piqûre profonde sont faiblement perçues.

l'action *cataphorique* du courant galvanique qui fait que les liquides contenus dans des conducteurs poreux sont transportés du pôle positif vers le pôle négatif.

Mais cette méthode ne nous a pas réussi non plus à cause des phénomènes accessoires (bourdonnements, vertiges) qui rendaient la continuation de l'expérience impossible.

Tympan. — Le *contact*, la *piqûre* et la *brûlure* ne sont pas sentis, mais à chaque attouchement on provoque des bourdonnements.

Les deux tympans sont ternes.

Audition. — La perception cranio-tympanienne à la montre, n'existe que sur les apophyses mastoïdes; celle à l'acoumètre est bonne.

Le tic tac de la montre est perçu à droite à une distance de 30 centimètres, par l'oreille gauche à une distance de 50 centimètres. L'acoumètre et la voix chuchotée sont entendus, par chaque oreille, à une distance de plus de 6 mètres. Le diapason *la*$_2$, placé sur le vertex, est mieux perçu par l'oreille droite. L'expérience de *Rinne* donne pour les deux oreilles un résultat positif.

Orientation de l'ouïe (le malade étant placé au milieu de la chambre et ayant les yeux fermés). Elle est *conservée* à la montre, à l'acoumètre et à la voix chuchotée. Le malade indique nettement la direction des bruits.

Le 25 février, nous examinons de nouveau le malade et nous constatons une *anesthésie complète* non seulement du *tympan gauche* mais aussi du *tympan droit*. Nous piquons les deux tympans et nous pratiquons même du côté droit une paracentèse sans donner lieu à d'autres sensations qu'à celle de bourdonnements. Seule, la partie osseuse du conduit externe droit est faiblement sensible à la piqûre profonde, les autres points des oreilles externes sont, ainsi que les tympans, complètement anesthésiques.

L'*audition* est restée à peu près la même qu'auparavant.

L'orientation auditive, prise cette fois, dans des conditions de sensibilité des tympans identiques à celles que présentait le cas de M. Gellé, était absolument normale.

Nous avons, en présence de M. le Professeur Pitres, fait entendre au malade, ayant les yeux fermés, la montre, l'acoumètre, la voix chuchotée, sans qu'il se trompât une seule fois sur la direction des bruits.

Si l'opinion émise par M. Gellé était juste, le malade aurait dû présenter, au premier examen, au moins une diminution et, au second examen, une abolition complète de l'orientation de l'ouïe. Il n'en était pas ainsi, et ce fait seul suffit pour renverser la théorie de M. Gellé qui attribue à la sensibilité du tympan un rôle important dans l'orientation auditive.

Si la supposition faite par M. Gellé n'est pas rigoureusement exacte, à quoi faut-il attribuer la perte de l'orientation dans le cas publié par lui?

Nous nous éloignerions trop de notre sujet, si nous entrions dans des considérations sur la physiologie et la pathologie de l'orientation de l'ouïe; cependant, nous serions assez disposé à penser qu'il existait chez le sujet de M. Gellé une *perte du sens musculaire de tout le corps* comme on en rencontre parfois chez les hystériques. En effet, si l'opinion des physiologistes est fondée et s'il est vrai « que la série des mouvements que la tête et le corps » exécutent, donnent la conscience de la recherche et de » la direction du son » *(Béclard,* cité par M. *Gellé*, p. 10 (1) de son *Précis des maladies de l'oreille*), la perte du sens musculaire de la tête ou du corps abolira la faculté d'orientation auditive.

Nous ne croyons pas que jusqu'à présent on ait recherché l'orientation auditive dans un cas de perte du sens musculaire qui, pourtant, aurait permis de fixer absolument le rôle que jouent les mouvements du corps ou de la tête dans l'appréciation de la direction des sons.

A ce point de vue, le cas suivant observé dans le service de M. le professeur Pitres, nous semble offrir un grand intérêt :

Il s'agit d'une femme atteinte d'ataxie locomotrice, qui a remarqué depuis quelque temps qu'après ses fortes crises de douleurs fulgurantes, si une malade de la salle l'appelle, elle ne reconnaît plus de quel côté vient la voix.

Il lui arrive de se tourner vers la voisine de droite quand c'est celle de gauche qui lui parle et réciproquement.

(1) E. Gellé. — Précis des maladies de l'oreille. (Paris, Baillière et fils, 1885.)

De plus, quand elle est couchée, les yeux fermés, elle ne sait pas si elle est sur le côté droit ou sur le côté gauche. Cet état dure plusieurs heures, parfois un ou deux jours après ces crises, pour disparaître ensuite d'une manière plus ou moins complète.

Nous examinons la malade le lendemain d'une crise et nous constatons qu'ayant les yeux fermés, elle ne sait pas nous indiquer, d'une manière précise, dans quelle direction nous lui avons tourné la tête.

La sensibilité des tympans et des conduits auditifs au contact et à la piqûre est conservée; toutefois, la malade dit qu'elle sent de l'oreille droite d'une manière un peu obtuse. La brûlure est sentie par les deux côtés comme piqûre. L'attouchement des tympans ne donne pas lieu à des bourdonnements, mais à une sorte de vertige.

L'orientation de l'ouïe est presque complètement abolie pour le tic-tac de la montre, pour l'acoumètre, la voix chuchotée et les diapasons qu'on fait vibrer sur les différentes tables du laboratoire. Elle se trompe presque toujours grossièrement (jusqu'à 180°) sur la direction des bruits et des sons.

Vu notre premier cas, nous ne croyons pas qu'on puisse attribuer chez cette malade à la diminution insignifiante de la sensibilité du tympan droit, les troubles de l'orientation; il sera plutôt permis d'admettre que c'est la perte du sens musculaire du corps et de la tête qui est la cause de l'abolition presque complète de l'orientation de l'ouïe.

Il serait intéressant de pousser plus loin les recherches dans cette voie, et d'examiner l'orientation auditive dans les cas de perte du sens musculaire du tronc et de la tête, afin de délimiter exactement le rôle que joue le sens musculaire dans l'orientation auditive.

6° *Anesthésie de la conjonctive et de la cornée.*

Chez les malades *hémianesthésiques*, l'œil du côté anesthésique était frappé d'anesthésie conjonctivale et d'hypoesthésie cornéenne (Obs. I, examen du 21 juillet; II, examen du 3 novembre; III; IV).

Chez la malade *analgésique* (Obs. VI), la conjonctive de l'œil gauche était anesthésique, celle de l'œil droit était comme les deux cornées analgésique.

Dans un cas *d'anesthésie en forme d'îlots*, les conjonctives étaient analgésiques.

Nous avons déjà dit que de toutes les muqueuses les conjonctives sont celles qui ont été examinées le plus souvent.

Henrot, dans sa thèse de 1847 (*loc. cit.*, p. 9), dit déjà, qu'après l'anesthésie de la peau, la plus fréquente est celle de la conjonctive.

Briquet (*loc. cit.*, p. 289) s'exprime ainsi : « L'anes-
» thésie de la conjonctive, et principalement de la conjonc-
» tive gauche, se rencontre si fréquemment qu'il est rare
» de trouver une hystérique qui sente bien nettement le
» contact du doigt ou celui d'une tête d'épingle promené
» sur la conjonctive scléroticale de l'œil gauche. Cette
» insensibilité est tellement constante qu'elle pourrait être
» regardée comme un signe *caractéristique* de l'hystérie. »

Rabenau (*loc. cit.*, p. 19) fait aussi observer que la conjonctive gauche est un point de prédilection de l'anesthésie hystérique.

D'après nos cas, nous voyons, en effet, que la conjonctive est très fréquemment atteinte d'anesthésie et qu'elle est la seule muqueuse qui suive toujours chez nos malades hémianesthésiques le type de l'hémianesthésie cutanée.

La cornée n'était jamais complètement anesthésique du côté anesthésique du malade : elle présentait simplement de l'hémihypoesthésie.

Le fait que l'anesthésie de la cornée ne se comporte pas de la même manière que celle de la conjonctive du même œil, a été déjà remarqué par M. *Magnan* (1), dans son travail

(1) Magnan. — De l'hémianesthésie, de la sensibilité générale et des sens dans l'alcoolisme chronique. (*Gaz. hebdom.*, 1873, p. 729 et 746.)

sur *l'Hémianesthésie dans l'alcoolisme chronique*. Il dit (p. 730) : « Dans quelques cas, la sensibilité fait défaut dans la conjonctive palpébrale et sclérotidienne, mais elle persiste au niveau de la cornée. » Il ajoute que ce phénomène s'explique par les recherches physiologiques de Cl. Bernard qui, après avoir arraché le ganglion ophtalmique chez les chiens, a toujours vu survenir de l'anesthésie cornéenne avec conservation de la sensibilité de la conjonctive, et par la disposition anatomique, puisque la conjonctive reçoit des nerfs ciliaires directs de la cinquième paire, tandis que la cornée se trouve innervée par les rameaux ciliaires émanant du ganglion ophtalmique.

II. — Anesthésie des muqueuses en général.

1° Dans tous nos cas d'anesthésie cutanée, sauf celui d'anesthésie du membre supérieur droit (Obs. XI), on rencontrait également l'anesthésie des muqueuses ; et même dans les deux cas sans anesthésie de la peau (Obs. IX et X), on pouvait constater des troubles de la sensibilité sur certaines muqueuses.

Dans l'observation IX, c'était la muqueuse de la voûte palatine et des joues qui était hypoesthésique à la piqûre et anesthésique à la brûlure, et dans l'observation X, c'était la muqueuse pharyngo-laryngée dont la sensibilité était émoussée.

Ce fait parle contre les observations de *Gendrin* (*loc. cit.*, p. 1367), *Henrot* (*loc. cit.*, p. 9), *Szokalsky* (*loc. cit.*, p. 132), et *Briquet* (*loc. cit.*, p. 278), qui avaient constaté, dans tous leurs cas, de l'anesthésie sur la peau, et moins fréquemment sur les muqueuses.

Les deux cas sans anesthésie cutanée avec hypoesthésie et anesthésie des muqueuses confirmeraient l'opinion de

M. *Jolly* (*loc. cit.*, p. 531), à savoir qu'on rencontre, parfois, isolée, l'anesthésie des muqueuses.

2° D'une manière générale, l'anesthésie des muqueuses suit la disposition, le degré et la nature de l'anesthésie cutanée, mais cela n'a rien d'absolu ; car, fréquemment, et même toujours pour certaines muqueuses, nous trouvons cette règle en défaut.

Les parties des muqueuses les plus rapprochées de la peau se comportent comme la peau elle-même, mais il n'en est pas de même des parties plus profondes des orifices naturels. Ainsi, l'entrée des fosses nasales, la muqueuse des lèvres et de la langue, la conjonctive, la partie cartilagineuse des conduits, offrent presque toujours la même distribution et le même degré d'anesthésie que la peau, tandis que les parties profondes des fosses nasales, le larynx et la portion osseuse du conduit avec le tympan présentent des exceptions fréquentes ou même constantes à cette règle.

3° Pour ce qui concerne l'*hémianesthésie des muqueuses*, nous ne l'avons jamais trouvée *totale* dans aucun des cas d'hémianesthésie cutanée que nous avons observés : *les fosses nasales et le larynx ne se sont jamais montrés hémianesthésiques.*

Ces résultats sont contradictoires avec les descriptions que *Briquet* et M. *Charcot* et ses élèves ont données de l'hémianesthésie hystérique (voir historique).

MM. *Thomsen* et *Oppenheim* (voir historique) avaient déjà réfuté, pour ce qui concerne l'*hémianesthésie de la peau et des appareils sensoriels*, l'opinion de M. *Charcot*.

Nous voyons que l'hémianesthésie totale ne se rencontre pas non plus sur les muqueuses, selon la loi stricte et absolue formulée par les auteurs.

Puisque les recherches de MM. *Thomsen* et *Oppenheim* et les nôtres effacent les lignes trop régulières du tableau de l'hémianesthésie des auteurs, il reste maintenant à savoir si, comme l'admet M. *Charcot*, il y a, quand même, identité absolue entre l'hémianesthésie hystérique et celle d'origine cérébrale.

Pour cela, il serait intéressant d'étendre les examens détaillés des muqueuses à des cas d'hémianesthésie hystérique plus nombreux que ceux que nous avions à notre disposition et il serait important de constater si la persistance de la sensibilité d'une partie de la muqueuse nasale (surtout de la cloison) du côté hémianesthésique, et si la «*non-hémianesthésie*» du larynx sont des faits constants.

D'autre part, il faudrait faire des examens analogues, dans les cas d'hémianesthésie cérébrale organique, pour voir si les muqueuses se comportent de la même manière.

Les observations de M. Ott et de M. Löri, rapportées plus haut, prouvent au moins que dans les lésions cérébrales on peut rencontrer l'hémianesthésie laryngée, qui, dans l'hystérie, n'a pas encore été observée d'une manière précise.

Peut-être, en suivant cette voie, trouvera-t-on des signes différentiels entre les deux formes d'hémianesthésie.

CHAPITRE V

ANESTHÉSIE DES ORGANES DU GOUT, DE L'ODORAT ET DE L'OUIE

Nous décrirons l'anesthésie de chacun de ces sens, telle que nous l'avons constatée chez nos malades, en tenant toujours compte de l'anesthésie générale qui existait sur la muqueuse ou sur la peau, revêtant le même sens.

I. — Anesthésie du goût.

Nous allons exposer succinctement les résultats que nous avons obtenus pour les substances sapides et pour le courant galvanique et, afin de mieux les faire ressortir, nous parlerons parallèlement de la sensibilité gustative physiologique.

A. *Goût pour les substances sapides (solutions sucrée, salée, acide et amère).*

1° *Nous avons trouvé comme signe fréquent et presque constant une diminution du champ gustatif.* — Chez dix malades, sur onze que nous avons examinés, la sensation gustative n'était pas perçue sur toutes les parties qui sont normalement sensibles au goût.

La seule malade (Obs. IX) dont le champ gustatif n'était pas diminué, n'a été examinée qu'une seule fois et à une époque où tous les autres symptômes d'hystérie, sauf une anesthésie circonscrite de la muqueuse buccale, avaient déjà disparu.

Avant d'aller plus loin, il importe d'établir quel est, à l'état normal, le lieu de la perception gustative, car on pourrait objecter à nos assertions sur la diminution fréquente et presque constante du champ gustatif des hystériques, que ce dernier varie tellement en étendue chez les personnes saines, que sa diminution ne saurait être un signe pathologique. Nous verrons que si cette objection est juste pour certaines parties de la muqueuse buccale, il y en a d'autres qui, d'après des recherches anatomiques sur les corpuscules gustatifs, et d'après des expériences faites avec des substances sapides et avec le courant galvanique, sont toujours douées de la sensibilité gustative. L'abolition du goût sur ces dernières régions ne sera donc plus physiologique mais pathologique.

M. *Vintschgau* (1), dans son remarquable travail sur *la physiologie du goût*, résume et classe tout ce qui a été écrit avant lui sur ce sujet, et ajoute les résultats de ses propres expériences.

Dans le paragraphe « Parties douées du sens du goût », il passe en revue les différentes régions des muqueuses buccale, pharyngée et même laryngée, trachéale et œsophagienne qui, toutes, ont été regardées par tel ou tel physiologiste, comme pourvues de la faculté gustative.

Après avoir donné les faits positifs et aussi quelques faits négatifs rapportés par les auteurs, il s'exprime ainsi (p. 160) :

« D'après ce que nous venons de dire, on voit que la » *région des papilles caliciformes et des papilles foliacées* (*papillæ foliatæ*) est regardée par tous les auteurs » comme perceptible au goût et nous devons lui attribuer le siège principal de l'organe du goût.

» *Les bords et la pointe de la langue* sont doués chez » beaucoup de personnes de la faculté gustative, mais on » trouve des différences individuelles; tantôt ces parties » perçoivent bien nettement toutes les variétés de goût, » tantôt quelques-unes seulement (par exemple l'amer est » difficilement perçu ou même pas du tout), tantôt elles » ne perçoivent aucune sorte de goût, et, parfois, les » bords de la langue sont insensibles, tandis que sa pointe » perçoit quelques sensations gustatives.

» Beaucoup d'auteurs attribuent une faculté gustative » à la *surface antérieure du voile du palais*, dans une

(1) Vintschgau. — Physiologie des Geschmackssinns und des Geruchsinns (*in Handbuch der Physiologie*, von L. Hermann, III Bd, 2 Theil, Leipzig, 1880.)

» étendue plus ou moins grande. Toutefois, il existe cer-
» tainement des différences individuelles.

» *Les piliers antérieurs du voile du palais* paraissent
» également être doués de la perception du goût, mais il
» est très probable qu'on y observe aussi des différences
» individuelles.

» Quant aux *autres parties de la cavité buccale et du*
» *pharynx*, ou elles n'ont aucune faculté gustative, ou, si
» elles en sont douées, elle ne se rencontre que chez peu
» d'individus et sur une étendue très variable. »

M. *H. Beaunis* (1) dans ses *Nouveaux éléments de physiologie humaine* dit : « La sensibilité gustative a pour siège la base, la pointe et les bords de la langue, et la partie moyenne de sa face dorsale ; sa face inférieure en est tout à fait dépourvue. Elle existerait aussi, d'après quelques observations, sur le voile du palais, la luette et les piliers antérieurs, mais le fait est plus que douteux. La base de la langue est la région la plus sensible et perçoit surtout les saveurs amères ; la pointe, les saveurs sucrées et acides. »

Citons encore le passage de M. *Béclard* (2) :

« En résumé, la base, les bords et la pointe de la langue, les piliers extérieurs du voile du palais et une partie très circonscrite du voile du palais, telles sont les parties qui paraissent être chez l'homme le siège du sens du goût. Il faut même remarquer qu'à l'exception de la pointe et des bords de la langue, où le sens du goût ne paraît exister que comme une sentinelle avancée, destinée à nous renseigner; il faut remarquer, dis-je, que le siège du sens du goût est surtout placé à l'arrière-bouche, et qu'il forme, au niveau de l'isthme du gosier, une couronne ou une sorte

(1) H. Beaunis. — Nouveaux éléments de physiologie humaine (gustation), p. 1187, Paris 1881.

(2) Béclard. — Traité élémentaire de physiologie (sens du goût), p. 35, Paris, 1884, 7e édition.

d'anneau complet constitué en bas par la base de la langue, sur les côtés par les piliers antérieurs et en haut par la partie correspondante du voile du palais. »

Les quelques expériences que nous avons faites sur des sujets sains avec des substances sapides, et avec le courant galvanique, nous ont montré que la pointe, les bords, la face dorsale et, surtout la base de la langue et aussi le voile du palais sont sensibles au goût.

Or, si nous comparons maintenant, observation par observation, en mettant de côté l'observation IX, le champ gustatif de nos malades, nous trouvons que la base de la langue, à laquelle tous les auteurs accordent le principal siège du goût, présente ou *entièrement* (Obs. I, examen du 23 septembre et du 14 octobre, II, examen du 3 décembre; IV, VIII, examen du 23 octobre: X), ou *partiellement* (Obs. II, examen du 12 août et du 13 octobre; III, V, examen du 5 novembre; VI, VII, VIII, examen du 5 décembre), ou au moins pour différents goûts (Obs. XI), une abolition de ses fonctions gustatives.

Quant à la pointe de la langue, à ses bords et au voile du palais, avec ses piliers antérieurs, que les auteurs désignent comme étant sensibles au goût chez la plupart des individus, nous les trouvons également plus ou moins dépourvus de la faculté gustative chez tous nos malades et surtout dans les cas où le tiers postérieur de la langue a conservé en partie sa sensibilité spéciale (Obs. II, examen du 12 août; VI, VII et XI).

Nous voyons donc que; dans tous nos cas, il y a une diminution marquée du champ gustatif.

Notons ici que chez quelques-uns de nos malades, tout en constatant l'abolition partielle de la faculté gustative sur les parties normalement sensibles au goût, nous avons trouvé, au contraire, des parties de la muqueuse buccale sensibles au goût qui, d'après la plupart des auteurs, ne le sont jamais, ou d'après d'autres, le sont rarement.

Ainsi la malade de l'observation III (examen du 11 octobre), qui offrait une hémianesthésie nette de la sensibilité générale et spéciale de la muqueuse buccale, goûtait sur la voûte palatine et sur la muqueuse de la joue du côté sensible ; chez la malade de l'observation IV, le bord gingival gauche de la voûte palatine percevait le goût du sel, et la muqueuse de la joue gauche les goûts acide et amer et dans le cas XI, la paroi postérieure du pharynx était le seul point où les goûts de sucre, de sel et de vinaigre fussent perçus.

Cette diminution était-elle toujours occasionnée par l'hystérie seule?

Chez deux malades (Obs. V et VII), on pourrait faire l'objection que l'anesthésie gustative était peut-être due non à l'hystérie, mais exclusivement à l'otite moyenne suppurée, de date récente dans le premier cas, et ayant existé autrefois dans le second, comme le prouve l'examen des tympans. Car, depuis les recherches de M. *Urbantschitsch* (1) nous savons qu'on rencontre fréquemment des anomalies du goût résultant d'une inflammation suppurée de la caisse du tympan et s'étendant non seulement sur la région de ramification de la corde du tympan, mais aussi sur celle du glosso-pharyngien. Ainsi on rencontre des troubles de la perception du goût (diminution ou abolition complète) non seulement sur la partie antérieure de la langue mais aussi sur sa partie postérieure, sur le voile du palais et sur la paroi postérieure du pharynx du côté correspondant à l'oreille affectée.

En effet, dans le cas de l'observation V, l'anesthésie uni-

(1) V. URBANTSCHITSCH. — Beobachtungen über Anomalien des Geschmacks, der Tastempfindungen und der Speichelsecretion in Folge von Erkrankungen der Paukenhöhle. (Stuttgart, 1876), cité in URBANTSCHITSCH (*Lehrbuch der Ohrenheilkunde*, 2te Auflage, 1884, p. 303.)

latérale du goût et chez le malade de l'observation VII, la diminution bilatérale du goût, pourraient très bien s'expliquer par l'inflammation suppurée récente de l'oreille moyenne gauche chez la première malade et par l'affection ancienne de la caisse des deux oreilles chez le second.

Mais leurs antécédents ne parlent pas en faveur de cette supposition, car, d'après un examen un peu sommaire, il est vrai, déjà fait chez la malade V, en 1882 (voir l'observation), le goût (acide acétique et sel marin) était presque aboli, et chez le sujet de l'observation VII l'écoulement des oreilles s'était montré dans la première enfance, tandis que les troubles du goût ne seraient survenus que depuis un an environ (1).

De plus, la différence faible, mais cependant appréciable, dans les résultats des deux examens que nous avons faits sur ce même malade, qui ne présentait plus depuis très longtemps d'inflammation de l'oreille moyenne, indique, d'après nous, une anesthésie du goût d'origine plutôt hystérique qu'auriculaire.

Toutefois il sera difficile de délimiter exactement ce qui revient dans ces deux cas à un trouble organique dû à l'affection de la corde du tympan et des fibres du glosso-pharyngien ou à un trouble fonctionnel occasionné par l'hystérie. Aussi, tout en acceptant qu'une part au moins des troubles gustatifs appartient à l'hystérie, ne donnerons-nous que sous toute réserve l'examen de l'organe du goût de ces deux sujets, quand nous parlerons de l'étendue de ces troubles.

Mais, ferions-nous même abstraction complète de ces deux cas, il nous reste toujours huit cas sur neuf, au lieu

(1) Son métier de cuisinier dans un grand restaurant lui a permis d'observer depuis quelle époque son goût se montrait diminué. Autrefois, dit-il, c'était lui qui goûtait tous les mets; maintenant, il est obligé de les faire goûter par ses aides.

de dix sur onze, qui nous permettent d'affirmer que la diminution du champ gustatif était un signe fréquent et presque constant chez nos hystériques.

2° *Le champ gustatif n'était pas toujours également diminué pour les quatre sensations gustatives fondamentales. Parfois, même, le goût était complétement aboli pour une sensation gustative, alors qu'on n'observait pour les autres qu'une diminution du champ gustatif.* — Ainsi, pour ne citer qu'un exemple saillant : chez la malade de l'observation II (examen du 3 décembre), le sucre et le sel n'étaient goûtés par aucune partie de la langue et du voile du palais, le vinaigre ne l'était que sur une surface de 1 centimètre carré environ de la moitié gauche du voile, près de sa réunion avec la voûte palatine, et la solution de sulfate de quinine n'était perçue que par le pilier antérieur gauche du voile du palais.

On trouvera d'autres exemples dans les observations I (examen du 21 novembre), IV, VI, VIII (examen du 5 décembre) et XI.

Physiologiquement, les différentes parties sensibles au goût ne le sont pas au même degré pour toutes les espèces de goût (1).

Ainsi, M. *Eulenburg* (2) fait observer que « les substances sucrées sont surtout perçues par la partie antérieure de la langue, les solutions acide et salée par la pointe et les bords de cet organe, et les corps amers surtout par la base de la langue et par le voile du palais. »

(1) Quelques auteurs (Horn, Picht, Guyot, Lussana et Inzani), ont même avancé que certaines substances seraient perçues différemment par la partie antérieure de la langue et par sa base. Mais, d'après M. Vintschgau *(loc. cit.*, p. 203), les expériences servant de base à cette assertion seraient à refaire.

(2) Eulenburg. — Lehrbuch der Nervenkrankh., I. Bd., p. 132 (1878).

M. *Lussana* (1), qui a fait des expériences sur ses élèves, avec différentes substances sapides, cite parmi les saveurs également bien senties à la partie antérieure et postérieure de la langue, les substances sucrées, les acides et le sel, et parmi les saveurs qui sont peu ou nullement senties dans la partie antérieure de la langue, mais qui le sont à un haut degré dans sa partie postérieure, il donne les substances amères (coloquinte, quinine, aloès).

M. *Vintschgau (loc. cit.*, p. 157) dit que lui-même perçoit sur la pointe de la langue, très bien le goût acide, un peu moins le goût sucré, beaucoup moins le goût salé et à peine le goût amer.

Il ajoute que les bords de sa langue ne sont sensibles à aucune sensation gustative.

Nous avons examiné nous-même un sujet sain et nous avons trouvé que le *vinaigre* était très bien perçu par la pointe de la langue, moins bien par les bords de cet organe et par le voile du palais à sa naissance et pas du tout par la face dorsale de la langue y compris sa base.

Le *sucre* et le *sel* étaient très bien goûtés par la pointe et les bords de la langue, et moins bien sur la face dorsale, y compris la base, et sur le voile du palais.

Le *sulfate de quinine* est surtout goûté par la base de la langue. Il est assez bien perçu par la pointe et les bords de cet organe et par le voile du palais à sa naissance.

Pour expliquer cette différence de sensibilité gustative des différentes parties de l'organe du goût, pour les quatre substances sapides fondamentales, M. *Vintschgau* adopte l'hypothèse de l'énergie spéciale des fibres nerveuses du goût, émise d'abord par M. *Fick* et acceptée par M. *Brücke* (cités par M. Vintschgau, *loc. cit.*, p. 207).

(1) LUSSANA. — Recherches expérimentales et observation pathologique sur les nerfs du goût. *(Arch. de physiol. normale et pathol.*, 2, 1869, p. 207.)

M. *Urbantschitsch*, dans son travail sur les anomalies du goût, dans les affections de la caisse, s'est aussi déclaré partisan de cette hypothèse, s'appuyant surtout sur ce fait que le rétrécissement du champ gustatif de ses malades n'était pas toujours égal pour les quatre variétés de goût. Les faits analogues que nous avons observés chez nos hystériques, surtout l'exemple que nous avons cité, corroborent également l'hypothèse de l'énergie spéciale des fibres nerveuses du goût.

3° *Il existait parfois une perversion du goût (parageustie) pour certaines substances sapides.* — La malade de l'observation II (examen du 13 octobre) goûtait, par exemple, le sel comme quelque chose d'âcre.

Le malade VII avait bien une perception gustative lorsqu'on lui mettait du sucre ou du vinaigre sur certaines parties de la langue et du voile du palais, mais il ne reconnaissait pas la substance (1).

Chez le sujet de l'observation VIII, nous avons constaté une sensation subjective du goût amer.

La malade éprouvait pendant plusieurs jours la sensation comme si elle avait continuellement une substance amère dans la bouche (2).

4° *Dans nos cinq cas d'hémianesthésie cutanée, nous n'avons trouvé qu'une fois de l'hémianesthésie nette du goût.* (Obs. III, examen du 11 octobre.)

Dans les cas de l'observation I (examen du 30 octobre) et de l'observation V (examen du 5 novembre), on constatait aussi de l'hémianesthésie du goût, mais c'était justement à des époques où la peau de la tête et la muqueuse

(1) Nous avons dit plus haut que les troubles gustatifs de ce cas; pouvant n'être pas attribués uniquement à l'hystérie, n'ont rien de concluant pour nous.

(2) MM. THOMSEN et OPPENHEIM (*loc. cit.*, p. 638) ont observé dans un de leurs cas (Obs. XXVII) le même phénomène.

buccale n'étaient pas hémianesthésiques. Elle faisait au contraire défaut, à d'autres époques où l'hémianesthésie cutanée et des muqueuses était plus accentuée.

La diminution du champ gustatif était ordinairement plus accusée du côté hémianesthésique du corps ; toutefois, chez le malade de l'observation I (examens du 23 septembre et du 14 octobre), elle se montrait d'égale étendue des deux côtés.

Chez les autres malades, offrant de l'analgésie totale ou de l'anesthésie en îlots, la diminution du champ gustatif ne suivait aucune loi.

5° *Dans quelques cas, l'anesthésie spéciale était liée à l'anesthésie générale, c'est-à-dire que le goût n'était aboli que sur les parties insensibles au contact et à la douleur* (Obs. II, examen du 13 octobre; III, examen du 11 octobre; IV, V, examen du 27 novembre), *mais le plus souvent cette relation entre l'anesthésie spéciale et l'anesthésie générale n'existait pas.* — Le goût était aboli sur des parties du voile du palais, sensibles au contact et à la douleur (Obs. I, surtout les examens du 23 septembre et du 14 octobre ; II, examen du 3 décembre ; V, examen du 5 novembre ; X et XI) ; ou bien il était au contraire conservé sur des parties anesthésiques (Obs. I, surtout les examens du 23 septembre et du 14 octobre) ; ou sur des parties très hypoesthésiques (Obs. VII et VIII), ou sur des parties analgésiques (Obs. VI) de l'organe du goût.

B. *Goût électrique.*

1° *Nous avons pu constater (à l'examen bipolaire) dans les six cas que nous avons examinés une diminution* (Obs. V, VII, VIII) *ou une abolition* (Obs. I, II, VI) *du champ gustatif électrique* (1). — L'examen unipolaire

(1) L'abolition n'existait, bien entendu, que pour l'intensité du courant que le malade, offrant une sensibilité générale plus ou moins grande, pouvait supporter.

donnait le même résultat que l'examen bipolaire, dans les cas II, V, VI et VII (1); mais dans les cas I et VIII, le champ gustatif, à l'examen unipolaire, était plus grand que celui obtenu par l'examen bipolaire.

Toutefois, il existait encore une diminution notable dans le cas I et légère dans le cas VIII (2).

Comme pour le champ gustatif pour les substances sapides, il est utile d'établir quel est le champ normal du goût électrique.

Le goût électrique est déjà connu depuis longtemps.

Sulzer, en 1772 (cité par *Du Bois-Reymond : Untersuchungen über thierische Electricität*, I, Berlin, 1848), avait le premier éprouvé, à l'application de deux métaux sur la langue, une sensation gustative qu'il comparait au goût du sulfate de fer.

Ce fut *Volta* (cité par Vintschgau, *loc. cit.*, p. 181) qui, le premier, après la découverte de sa pile à colonne, excita la langue avec un courant galvanique.

Depuis lors, beaucoup d'auteurs ont répété son expérience et ils ont constaté qu'on sent au pôle positif un goût acide, et au pôle négatif un autre goût qu'on désignait comme alcalin ou basique, croyant que ces sensations étaient provoquées par l'électrolyse des liqueurs salines de la bouche. Mais les recherches de M. *Rosenthal* (3) prouvent

(1) Pour les malades atteints d'otite moyenne, V et VII, nous devons faire les mêmes réserves que plus haut, lorsque nous avons parlé de leur goût pour les substances sapides.

(2) L'examen bipolaire nous semble le plus concluant. L'examen unipolaire, en effet, avec des courants très intenses, peut provoquer par dérivation une irritation du trajet ou du centre du glosso-pharyngien.

Ainsi, M. *Eulenburg (loc. cit.*, p. 133) a obtenu des sensations de goût électrique chez les hystériques et les tabétiques en galvanisant, par exemple, la partie supérieure et moyenne de la moelle.

(3) Rosenthal. — Ueber den electrischen Geschmack. (*Arch. f. Anat. u. Physiol.*, 1860, p. 217, cité par M. Vintschgau, *loc. cit.*, p. 186.)

que le goût électrique ne dépend pas de l'électrolyse des liquides qui se trouvent sur la langue et M. Eulenburg (*loc. cit.*, p. 133) croit que le goût du pôle positif ne diffère de celui du pôle négatif que par son intensité et non par sa qualité.

M. *Neumann* (1) fut le premier qui se servit de l'irritation électrique pour délimiter les points de la muqueuse buccale sensibles au goût. Il employait un appareil excitateur se terminant par deux petites sphères métalliques séparées par une distance de 1 millimètre. Il se servait de courants assez faibles pour ne pas exciter les nerfs sensitifs Voici ce qu'il a pu constater :

Le goût acide était senti sur la pointe, les bords et la base de la langue (y compris la région des papilles caliciformes). La face dorsale de la langue, à partir de la pointe jusqu'aux papilles caliciformes, sa face inférieure et le frein ne percevaient pas le goût acide. Il en était de même pour la voûte palatine, tandis que sur la face antérieure du voile du palais on pouvait provoquer le goût acide, sauf sur la luette et sur une région voisine de peu d'étendue. Les piliers antérieurs du voile du palais goûtaient également, mais sur les amygdales et sur la paroi postérieure du pharynx, on ne déterminait pas de sensation gustative.

Nous avons fait, nous-même, des examens analogues, non seulement bipolaires, mais aussi unipolaires chez deux personnes saines et nous avons pris soin de mesurer l'intensité des courants employés.

Voici ce que nous avons pu constater :

Le courant galvanique appliqué sur la langue et sur le voile du palais donne une sensation de goût pour une

(2) E. Neumann. — Die Electricitaet als Mittel zur Untersuchung des Geschmakssinnes im gesunden und kranken Zustande und die Geschmacksfunction der Chorda tympani (*Königsberger med. Jahrb.*, IV, p 1-22, 1864, analysé *in Cannstatt's Jahresber.* 1864, I, p. 213.)

intensité qui varie entre $0^{mma},5$ et 3^{mma} selon qu'on place les électrodes sur le bord et le tiers postérieur de la langue et sur le voile, ou sur la face dorsale des 2/3 antérieurs de la langue.

La sensation perçue et l'intensité du courant sont sensiblement les mêmes aux deux modes d'électrisation : *unipolaire* (pôle positif) ou *bipolaire*.

Bords de la langue.—A $0^{mma}5$, la sensation du goût (acide) précède ou accompagne la sensation de brûlure ou de picotement.

Dos de la langue. — Sur les deux tiers antérieurs, il survient une sensation de picotement, pour une intensité de 2 à 3^{mma} et en même temps ou seulement pour une intensité un peu plus grande et en faisant promener les électrodes, une sensation gustative (acide), parfois très faible.

Sur le tiers postérieur à $0^{mma},25$ ou $0^{mma},5$ seulement survient un goût fortement *amer*, puis pour une intensité un peu supérieure du picotement et des nausées qui rendent impossible la continuation de l'expérience.

Voile du palais. — A une intensité de $0^{mma},25$ à 1^{mma}, sensation de brûlure et goût acide. La sensation gustative ne survient pas toujours à cette faible intensité et elle semble se montrer principalement sur les parties latérales. L'individu est pris de nausées si on augmente l'intensité du courant.

Ajoutons que la galvanisation détermine sur tous les points de la salivation manifeste, qui est surtout très abondante, lorsqu'on excite le tiers postérieur de la langue.

Si, maintenant, on compare le champ du goût électrique normal avec celui de nos malades, on trouve, comme nous l'avons dit plus haut, un rétrécissement notable et, parfois, une abolition complète de ce dernier.

2° *Le champ du goût électrique* (*examen bipolaire*) *de nos malades était ou de même étendue* (Obs. V, VII) *ou plus petit* (Obs. I, II, VI, VII) *que leur champ gustatif pour les substances sapides.*

Physiologiquement, d'après les examens de M. *Neumann* et les nôtres, ces deux champs du goût paraissent identiques.

3° *Il ne semblait pas exister de relation entre la sensibilité galvanique spéciale et la sensibilité galvanique générale de l'organe du goût.*

Tels sont les résultats de nos recherches du goût chez nos malades. Voyons maintenant en quoi ils diffèrent de ceux notés par les auteurs :

Quant au goût électrique dans l'hystérie, nous n'avons pas de comparaison à faire, car nous n'avons pu trouver aucun document à ce sujet.

La recherche du goût pour les substances sapides n'a été faite, comme nous l'avons déjà dit, que d'une façon sommaire. Aussi, n'est-il pas surprenant que nos résultats ne soient pas conformes à ceux des auteurs.

Ainsi la *diminution du champ gustatif*, telle que nous l'avons constatée, n'a pas été mentionnée.

Briquet (loc. cit., p. 296) dit bien que l'anesthésie du goût est le plus souvent partielle et occupe exactement l'une des moitiés latérales de la cavité buccale, et les auteurs qui, après lui, ont décrit l'hémianesthésie, parlent aussi d'une hémianesthésie gustative.

Mais, nous avons vu que précisément cette diminution unilatérale du champ du goût est rare, car elle n'existait que dans un seul cas d'hémianesthésie cutanée, tandis que, dans les quatre autres, la forme du champ gustatif rétréci était irrégulière.

Quant à la *fréquence* de cette affection du goût, nous ne l'avons vue nulle part marquée dans la symptomatologie de l'hystérie.

En voici peut-être la raison : tant qu'on n'avait pas encore fait des explorations exactes de l'œil, les auteurs (*Henrot* et *Szokalski*) ne donnaient pas cet organe comme fréquemment atteint dans l'hystérie. Depuis qu'on a étudié les caractères de l'amblyopie hystérique, le rétrécissement du champ visuel, la dyschromatopsie et la polyopsie monoculaire, on regarde l'œil comme l'organe des sens le plus affecté de tous et on voit dans le rétrécissement du champ visuel un signe constant de l'hystérie.

De même pour le goût : des examens superficiels ont fait méconnaître la fréquence de la diminution du champ gustatif, affection que nous regarderions, nous, d'après des recherches plus minutieuses, — si le petit nombre des cas qu'il nous a été donné d'observer nous permettait de tirer des conclusions, — comme un signe de l'hystérie presque aussi constant que le rétrécissement du champ visuel.

Mais, de même que le rétrécissement du champ visuel, l'altération de la faculté gustative n'est nullement pathognomonique de l'hystérie, car nous avons pu la constater chez des malades atteints d'autres affections du système nerveux, que nous avons eu occasion d'observer dans le service de M. le professeur Pitres (1).

Nous avons aussi noté que la diminution du champ du goût n'était pas toujours la même pour les quatre substances sapides fondamentales. Aucun auteur ne parle de

(1) Dans un cas de *sclérose en plaques*, le goût du sucre, du sel et du vinaigre n'était goûté ni sur la langue ni sur le voile. Il fallait badigeonner avec ces substances la paroi postérieure du pharynx ou laisser avaler la salive pour que la malade les reconnût. Une solution de quinine était goûtée par le tiers postérieur de la langue.

Dans un cas de *saturnisme*, et dans un cas *d'hémiplégie* avec logoplégie, l'examen du goût donnait absolument le même résultat.

Le champ gustatif chez ces trois malades, et celui de l'hystérique qu fait le sujet de l'observation XI, étaient identiques.

cette particularité, sauf MM. *Thomssen* et *Oppenheim* (*loc. cit.*, p. 635) qui disent que chez le malade qui fait le sujet de leur XXIIIe observation, le goût amer était, pendant quelque temps, le seul aboli et que les autres ne disparurent que plus tard.

Nous connaissons si peu les limites physiologiques de chaque substance sapide, et nos observations sont si peu nombreuses, que nous nous contentons de citer simplement ce fait qui nous semble avoir quelque analogie avec la *dyschromatopsie*.

Il nous reste encore un mot à dire de la relation qui existe entre l'anesthésie spéciale et l'anesthésie générale de la muqueuse buccale. *Henrot* (*loc. cit.*, p. 10) et *Szokalsky* (*loc. cit.*, p. 134) n'ont jamais vu dans les organes du goût et de l'odorat, la sensibilité générale conservée, quand la sensibilité spéciale y était abolie. Mais le premier de ces auteurs a vu par contre « plusieurs malades conserver intacts le goût et l'odorat, tandis qu'ils étaient complètement insensibles au contact des corps dans les fosses nasales, la bouche, l'isthme du gosier».

Briquet (*loc. cit.*, p. 293), dit que dans la grande majorité des cas, l'anesthésie avait frappé non seulement le sens spécial, mais encore la muqueuse ou la peau qui revêtent l'organe des sens.

Nous avons vu, au contraire, que la plupart du temps cette relation intime n'existe pas et que le goût peut être aboli sur des parties de la muqueuse de l'organe du goût sensibles, et être conservé sur des parties insensibles.

II. — Anesthésie de l'odorat.

Les notions physiologiques que nous possédons sur l'odorat sont rudimentaires. Ce qu'on sait de précis, dit

M. V. *Vintschgau*, dans l'article physiologie de l'organe de l'olfaction in *Hermann's Physiologie* (*loc. cit.*, p. 225), se base exclusivement sur des données anatomiques.

Les expériences faites chez l'homme sont peu nombreuses et beaucoup d'entre elles sont même douteuses.

L'organe de l'olfaction se prête difficilement à l'investigation et sur les substances odorantes, dont on se sert ordinairement pour juger de la sensibilité olfactive nous connaissons si peu de chose que le passage écrit au commencement de ce siècle par *Cloquet* (1) dans son grand ouvrage sur l'*Osphrésiologie* (p. 37) pourrait encore être écrit aujourd'hui :

« De toutes les substances qui agissent sur nos sens, dit-il, celles qui produisent la sensation de l'odorat sont le moins connues, quoique leur impression sur l'économie soit très profonde et très vive (Cuvier et Duméril, *Anat. comp.*, t. II, p. 627), et qu'elles soient, en quelque sorte, plus matérielles que les autres. »

Cette ignorance, pour tout ce qui touche les odeurs, dit M. Hack (2), dans une conférence populaire *sur l'organe de l'odorat*, existe non seulement faute de recherches scientifiques, mais elle provient aussi du manque de notions empiriques qui doivent toujours précéder les premières.

Tandis que nous possédons, par exemple, des mots pour désigner les différentes couleurs, aucune expression ne nous permet de nommer et de grouper les odeurs.

Si nous voulons distinguer deux odeurs différentes, nous sommes obligés de parler des corps qui les émettent. Ainsi nous disons d'une odeur qu'elle se rapproche de celle de la violette, du réséda, etc. Et si nous cherchons

(1) Cloquet. — Osphrésiologie ou traité des odeurs, du sens et des organes de l'olfaction. (2e édition, Paris, 1821.)

(2) W. Hack. — Riechen und Geruchsorgan. (Wiesbaden, 1885, chez F. Bergmann.)

à donner quand même une dénomination abstraite à une odeur, nous employons des mots vagues, comme odeur agréable ou désagréable, ou nous parlons d'une odeur «forte» ou «piquante», expressions qui indiquent que c'est plutôt la sensibilité générale qui est en jeu que l'olfaction elle-même.

Nous tenions à faire ressortir l'insuffisance des notions physiologiques de l'olfaction afin d'expliquer pourquoi, dans l'exposé des résultats de nos examens qui avaient pour unique but de noter si telle ou telle substance prise au hasard était sentie ou non par chacune des narines, nous n'entrerons pas dans des considérations physiologiques et pathologiques sur la nature et l'intensité de l'anesthésie olfactive. Par contre, nous parlerons de sa fréquence et nous relèverons le rapport qui existait dans chaque cas entre l'anosmie et l'anesthésie cutanée, d'une part, et l'anesthésie de la muqueuse de la fosse nasale correspondante, d'autre part.

A. *Fréquence.* — Sur les onze cas que nous avons examinés, nous avons trouvé quatre fois de l'anosmie unilatérale (Obs. I, II, III, VII), une fois de l'anosmie totale (Obs. IV), une fois une anesthésie olfactive bilatérale pour certaines odeurs seulement (Obs. VI) et une fois enfin, une diminution de l'odorat prononcée surtout sur la narine gauche (Obs. VIII).

Ajoutons aussi que plusieurs malades (Obs. I, VII, VIII et X ne trouvaient à l'*assa fœtida*, tout en sentant quelque chose, aucune odeur désagréable, et que le malade de l'observation XI offrait de l'hyperesthésie pour toutes les odeurs expérimentées.

B. *Rapport entre l'anesthésie de l'odorat et celle de la peau.* — Dans les cas d'hémianesthésie cutanée nous avons observé de l'anesthésie olfactive unilatérale (Obs. I, II, III), ou bilatérale (Obs. IV) (1).

Chez la malade atteinte d'*analgésie* totale (Obs. VI), l'odorat n'était aboli que pour une odeur (essence de rose) tandis que d'autres odeurs (assa fœtida, essence de violettes et de verveine) provoquaient une sensation olfactive.

Dans les deux cas d'*anesthésie cutanée en îlots*, il existait dans un cas (Obs. VII) de l'hémianesthésie olfactive, dans l'autre (Obs. VIII) une diminution de l'odorat prononcée surtout sur la narine gauche.

C. *Rapport entre l'anesthésie de l'odorat et celle de la muqueuse nasale.* — L'anesthésie de l'odorat se combinait ordinairement avec l'anesthésie ou l'hypoesthésie d'une partie de la muqueuse de la fose nasale correspondante. Toutefois cette dernière ne présentait jamais une anesthésie totale, elle avait des points sensibles et hyperesthésiques (voir l'anesthésie de la muqueuse nasale).

Une fois même l'anesthésie olfactive existait dans une fosse nasale, hyperesthésique dans toutes ses parties (Obs. IV).

Ces résultats concernant la relation qui existe entre la sensibilité générale et la sensibilité spéciale de l'organe de l'odorat sont, de même que pour l'organe du goût, absolument contraires à ceux des auteurs (*Henrot*, *Szokalsky*) qui prétendent avoir toujours trouvé avec l'anesthésie olfactive une abolition de la sensibilité générale de la fosse nasale correspondante, ou de ceux qui, comme *Briquet* et M. *Charcot*, affirment que, dans la plupart des cas, l'organe des sens est frappé au même degré d'anesthésie spéciale et d'anesthésie générale.

(1) L'odorat se montrait conservé des deux côtés lorsque la face n'était pas hémianesthésique (Obs. I, examen du 21 novembre, et Obs. V, examen du 5 novembre). L'olfaction de la malade V n'a pas été examinée dans la période d'hémianesthésie cutanée complète.

Nous avons constaté, au contraire, que pour ce qui a trait à l'odorat, la muqueuse nasale n'offrait jamais une anesthésie totale, quel que fût l'état de sa sensibilité spéciale.

III. — Anesthésie de l'ouïe.

Nous parlerons d'abord de la fréquence et de la nature de la surdité hystérique, telle que nous l'avons rencontrée chez nos sujets, et nous établirons ensuite le rapport qui existait entre l'état de l'organe de l'ouïe et l'anesthésie cutanée, d'une part, et l'anesthésie du conduit auditif et du tympan, d'autre part.

Remarquons que deux de nos cas (Obs. V et VII) ne peuvent pas servir à nos conclusions, étant donné que dans le premier existait une otite moyenne suppurée récente du côté hémianesthésique du corps, et que, dans l'autre, on constatait des traces d'une inflammation ancienne de l'oreille moyenne des deux côtés (1).

A. *Fréquence, forme et nature de la surdité hystérique.* — 1° Dans trois cas sur neuf, nous avons trouvé une surdité unilatérale.

L'audition était, en effet, dans les observations I (examens des 21 juillet et 24 septembre) et II (examens du 11 août et du 13 octobre) manifestement diminuée et complètement abolie dans les observations II (examen du 8 février) et III.

2° Chez deux autres malades, la perception de la voix chuchotée seule se montrait diminuée, tandis que la perception aérienne à la montre et la perception craniotympanienne étaient normales (Obs. IV et XI) (2).

(1) Ce sont les mêmes malades que nous avons aussi exclus de nos réflexions sur l'anesthésie du goût.

(2) Dans le cas IV, il existait une obstruction des trompes qui, à elle seule, pouvait expliquer cette diminution légère de l'ouïe.

Chez le sujet VIII, il n'existait de diminution auditive que pour le tic-tac de la montre transmis par l'air, tandis que la perception crânio-tympanienne et la perception de la voix et de l'acoumètre étaient normales.

3° Chez deux malades (Obs. II, examen du 15 décembre et Obs. IV), il s'est montré de la surdité complète pour les sons les plus aigus du sifflet de Galton. La malade II n'entendait pas non plus le son du diapason ut_8 ni par voie aérienne, ni par voie cranienne.

4° La perception cranio-tympanienne n'était complètement abolie sur une oreille que dans les deux cas de surdité unilatérale complète ; elle se montrait diminuée ou intacte quand la perception aérienne l'était aussi.

5° Les différents diapasons placés sur le vertex étaient mieux ou exclusivement perçus par l'oreille bonne dans les cas de diminution ou d'anesthésie unilatérale de l'ouïe, sauf la malade I qui ne donnait pas de renseignements précis à ce sujet.

6° L'expérience de *Rinne* donnait toujours chez les neuf malades, pour les deux oreilles (sauf l'oreille frappée de surdité complète des malades II et III), un résultat positif : les différents diapasons étaient plus longtemps entendus par la voie aérienne que par la voie cranienne (diapasons sur l'apophyse mastoïde).

B. *Rapport entre l'anesthésie de l'ouïe et celle de la peau.* — Dans les cas d'*hémianesthésie cutanée*, l'ouïe était complètement abolie dans l'observation III (1), considérablement diminuée du côté hémianesthésique dans l'observation I, presque normale des deux côtés dans l'observation IV, et abolie du côté sensible et légèrement

(1) L'autre oreille présentait par contre une augmentation de l'acuité auditive surtout pour la voix et pour l'acoumètre.

diminuée du côté anesthésique du corps dans l'observation II (examen du 8 février).

C. *Rapport entre l'anesthésie de l'ouïe et celle du conduit auditif et du tympan.* — Nous relevons seulement les deux faits suivants :

1° Dans les cas de surdité unilatérale complète, le conduit et le tympan de l'oreille correspondante étaient complètement sensibles dans l'observation II (examen du 8 février) tandis que la partie cartilagineuse du conduit était insensible chez le sujet de l'observation III, sa partie osseuse et le tympan étant hypoesthésiques.

2° Les deux hémianesthésiques chez qui on observait de l'anesthésie totale du conduit et du tympan du côté hémianesthésique du corps présentaient sur la même oreille, l'un une diminution notable de l'ouïe (Obs. I, examen du 21 juillet), et l'autre une audition à peu près normale (Obs. IV).

Si nous voulons maintenant comparer les résultats de nos recherches avec ceux obtenus par les auteurs, nous trouvons que les ouvrages traitant de l'hystérie ne contiennent que des indications vagues sur l'existence de l'anesthésie de l'ouïe.

Les observations isolées, publiées dans ces derniers temps par des otologistes, renferment bien quelques détails sur cette affection, mais ce n'est que dans le travail déjà cité de M. *Walton* qui se base sur treize hystériques atteints d'hémianesthésie plus ou moins complète, que nous voyons analysés la nature de la surdité hystérique et son rapport avec l'anesthésie du corps et spécialement avec l'anesthésie du tympan de l'oreille affectée.

Nous citerons ces différents auteurs, mais nous n'aurons guère à discuter que les conclusions de M. *Walton*, qui seul a spécialement étudié cette question.

Henrot (*loc. cit.*, p. 10) a souvent constaté la diminution de l'ouïe d'un côté.

Szokalsky (*loc. cit.*, p. 135) a fréquemmment rencontré l'anesthésie incomplète de l'organe de l'ouïe. Il a traité une pianiste hystérique qui ne percevait pas les sons comme les autres personnes. Un piano accordé, d'après son oreille, donnait des dissonances très marquées et insupportables.

Briquet (*loc. cit.*, p. 295) dit : « L'anesthésie est presque toujours incomplète, car il est très peu de cas dans lesquels il y ait surdité absolue. Les malades éprouvent d'abord du côté anesthésié un bourdonnement et une sorte de sifflement continuel qui les fatiguent beaucoup. Ils ne distinguent pas les battements d'une montre placée très près de leur oreille. Enfin, le plus souvent, la peau du pavillon de l'oreille, de la conque et du conduit auditif externe est également anesthésiée et ne perçoit ni la sensation des piqûres ni celle du contact du corps. L'oreille opposée conserve, au contraire, toute sa sensibilité. »

M. *Desbrosse* (1) écrit (p. 42), en parlant de l'anesthésie de l'ouïe : « La perte de l'ouïe est quelquefois précédée d'une délicatesse de ce sens, ainsi que nous l'avons observé chez un de nos malades. La surdité qu'on observe dans ce cas a beaucoup d'analogie avec celle que produit l'ingestion d'une très grande quantité de sel de quinine. Elle s'accompagne de bourdonnements, de sifflements dans les oreilles persistants et très pénibles. »

M. *Rabenau* (*loc. cit.*, p. 18) rapporte, que sur ces dix-neuf cas, il a trouvé l'ouïe affectée six fois. Dans un cas la malade était complètement sourde et les cinq autres

(1) DESBROSSE. — De l'anesthésie dans l'hémiplégie hystérique. (*Thèse de Paris*, 1876.)

malades présentaient une surdité assez légère. (L'auteur ne dit pas si elle était unilatérale ou bilatérale.)

« L'anesthésie de l'ouïe, dit M. *Rosenthal* (1), est ordinairement imcomplète et s'accompagne de bruits d'oreilles, d'une sensation de compression et de faiblesse de l'ouïe. Ces troubles nerveux n'occupent, en général, qu'un seul côté et disparaissent d'eux-mêmes ou après un traitement approprié.

M. *Jolly* (*loc. cit.*, p. 534) fait remarquer que la surdité hystérique s'observe parfois dans les cas d'hystérie grave non seulement sur une oreille mais aussi sur les deux et sans aucune lésion appréciable. Elle survient ordinairement après de fortes attaques et se combine avec d'autres anesthésies. Elle peut ainsi que l'amaurose hystérique disparaître subitement.

Nous allons résumer maintenant les observations de surdité hystérique prises par des otologistes :

M. *Politzer* (2), dans son *Traité d'otologie*, mentionne le cas d'hémiplégie et d'hémianesthésie gauche rapporté par M. Rosenthal (*in Archiv. f. Psych.*, IX, 1), dans lequel lui-même, chargé de l'examen des oreilles, a trouvé de la surdité complète de l'oreille gauche.

Dans les examens faits deux ans plus tard, le même auteur a constaté tantôt une augmentation tantôt une diminution de l'acuité auditive sur les deux oreilles.

M. *Urbantschitsch* (3), qui, quelques mois plus tard en 1880, a étudié la même malade, trouvait de nouveau une surdité absolue à gauche avec abolition de la réaction élec-

(1) Rosenthal. — Traité clinique des malades du système nerveux. (Traduit de l'allemand, Paris, 1878, p. 473.)

(2) Politzer. — Lehrbuch der Ohrenheilkunde. (Stuttgart, 1882, II Bd, p. 835.)

(3) V. Urbantschitsch. — Beobachtungen über centrale Acusticusaffectionen. (*Archiv f. Ohrenheilk.*, Bd XVI, 1880 p. 171-187.)

trique même pour un courant très fort et une diminution de l'ouïe à droite.

Dans la même année, M. *Habermann* (1) donne deux cas de surdité hystérique observés à la clinique de M. *Zaufal*.

L'un concerne un étudiant de quinze ans qui fut pris de surdité avec vertige sans bruits subjectifs et sans douleur. L'examen de l'audition montrait d'abord que la perception de la voix haute était abolie à droite et seulement conservée pour quelques mots à gauche, tandis que la perception cranienne à l'acoumètre de Politzer était conservée des deux côtés. Le diapason « vertex » était mieux entendu à gauche. Plus tard, la surdité est devenue complète tant pour la perception cranienne que pour la perception aérienne et les accès de vertige ont augmenté d'intensité.

Le degré de la surdité s'est fréquemment modifié. Le malade était en même temps atteint d'amblyopie allant jusqu'à l'amaurose, d'hyperesthésie de l'odorat et anesthésie totale de la moitié droite avec hypoestésie de la moitié gauche du corps. L'application de pièces d'or autour d'une oreille augmentait son acuité auditive et diminuait celle de l'oreille opposée. Les pièces d'or enlevées, l'ouïe de l'oreille où l'application avait été faite restait quelque temps encore améliorée ou redevenait tout de suite plus ou moins mauvaise, tandis que l'autre recouvrait après l'expérience la même acuité qu'elle avait auparavant. On a fait ces applications à plusieures reprises, et elles ont semblé être la cause de l'amélioration de l'ouïe du malade. On lui a alors ordonné à l'intérieur du chlorure d'or et six mois après il était complètement guéri.

Dans le second cas, la surdité hystérique ainsi que

(1) HABERMANN. — Casuistische Mittheilungen aus der Klinik für Ohrenkranke des Prof. *Zaufal (Prager med. Wochenschr.*, nos 22, 23, 24, juin 1880.)

d'autres symptômes d'hystérie, survenaient après une otite moyenne catarrhale aiguë. Mais, ici la métallothérapie est restée sans effet. M. *Habermann* a observé que le rapport de l'acuité auditive pour la voix chuchotée et pour la voix haute qui est ordinairement de 1 : 10, était chez ses deux malades à certaines époques, de 1 : 2 (1).

M. *Ouspensky* (2) rapporte dans la deuxième observation de son article un cas de surdité unilatérale prononcée, d'origine hystérique, dans lequel le pavillon et le conduit auditif de l'oreille affectée étaient insensibles. Il ne fait aucune mention de l'anesthésie du corps.

M. J.-F. *Fulton* (3) donne l'histoire détaillée d'une hystérique atteinte de surdité et d'amaurose s'améliorant et s'aggravant d'un jour à l'autre. Pas de troubles de la sensibilité.

Chaque attaque de diminution de l'ouïe était précédée d'une hyperesthésie du nerf acoustique.

L'affaiblissement de la perception cranienne était plus prononcé que celui de la perception aérienne.

Le courant galvanique et un traitement général amélioraient la surdité et les autres symptômes hystériques.

Nous arrivons au travail de M. *Walton*. Il groupe ses treize cas d'hémianesthésie dans trois catégories et résume ses résultats de la manière suivante :

« 1° Dans l'hémianesthésie complète, il existe de la surdité unilatérale complète et les diapasons placés sur le front ou sur les dents ne sont perçus que par le côté sain. En même temps on trouve une anesthésie complète du tympan;

(1) N'ayant pas eù connaissance de cet article, au cours de nos examens, nous n'avons pas recherché cette relation dans les cas que nous avons observés.

(2) M. Ouspensky. — Surdité compliquée d'une névrose et d'une surdité hystériques. *(Annales des maladies de l'oreille*, etc., VII, 1881, p. 331-337).

(3) J.-F. Fulton. — Ein Fall von hysterischer Taubheit mit Bemerkungen. (*Zeitschr. f. Ohrenheilk.*, XV Bd, 1886, p. 307-310.)

» 2° Dans les cas d'hémianesthésie incomplète (ordinairement analgésie avec thermoanesthésie et hypoesthésie au contact) la surdité est aussi incomplète. On constate une diminution pour les sons transmis par voie aérienne et une diminution ou une abolition des sons transmis par voie cranienne. Les diapasons placés sur le front ou sur les dents sont mieux perçus ou le sont exclusivement par l'oreille saine. Il existe en même temps de l'analgésie du tympan;

» 3° Dans les cas d'anesthésie plus ou moins complète des deux côtés du corps, le degré de la surdité correspond au degré de l'anesthésie cutanée.

» Un trait commun à tous ces cas consiste en ce que la surdité pour les sons craniens dépasse celle pour les sons aériens. »

Nons avons déjà refuté ce qui était par trop absolu dans ces assertions sur l'anesthésie du tympan dans ses rapports avec l'anesthésie cutanée. Nos examens de l'ouïe démontrent que cette relation intime entre l'anesthésie auditive et l'anesthésie cutanée d'une part, et l'anesthésie du tympan d'autre part, n'existe pas non plus. Car, comme nous l'avons vu, il est des cas où on trouve, par exemple, de l'hémianesthésie de la peau et du tympan sans anesthésie aucune de l'ouïe ou même avec anesthésie auditive du côté du corps sensible.

Quant à la disparition de la perception des sons craniens, précédant celle des sons aériens, fait sur lequel M. *Walton* insiste, nous ne l'avons pas rencontré ou au moins pas d'une manière aussi manifeste.

Dans le premier cas de M. *Habermann*, il y avait au contraire conservation complète de la perception cranienne, tandis que la perception de la voix était considérablement diminuée.

Les résultats obtenus par M. Walton avec les diapasons placés sur la ligne médiane du crâne concordent avec les nôtres.

De plus, l'expérience de *Rinne* nous a toujours donné un résultat positif. Ce dernier fait corroborerait l'hypothèse qu'un résultat positif de l'expérience de *Rinne* obtenu sur une oreille dont l'ouïe est affaiblie indique une affection de l'appareil percepteur des sons.

DEUXIÈME PARTIE

Des zones hystérogènes des muqueuses (1).

1° HISTORIQUE

Depuis longtemps déjà on avait remarqué que la pression de certains points du corps des hystériques peut provoquer ou arrêter des crises convulsives, mais c'est M. *Charcot* (2) qui le premier, dans ses *Leçons sur les maladies du système nerveux*, décrit l'hyperesthésie ovarienne et fait voir comment la compression méthodique de l'ovaire peut déterminer la production de l'aura ou même de la crise ; de plus, comment une compression plus énergique est parfois capable d'enrayer le développement de la crise lorsqu'elle est à son début ou même d'y couper court lorsqu'elle est déjà développée.

Ses élèves, MM. *Bourneville* et *Regnard* (3), dans l'*Iconographie photographique de la Salpêtrière,* M. *P. Richer* (4) dans ses *Etudes sur l'hystéro-épilepsie ou grande hystérie* et M. *Buet* (5) dans sa thèse inaugurale, ont montré que, non seulement l'ovaire, mais aussi

(1) Une note préliminaire sur ce sujet a été lue à la Société de médecine et de chirurgie de Bordeaux dans la séance du 19 novembre 1886, et a paru dans la *Revue mens. de laryngol., d'otol.*, etc., n° 12, 1886, et dans le *Journal de Médecine de Bordeaux*, novembre 1886, p. 181-183.

(2) Charcot. — Leçons sur les maladies du système nerveux. (T. I, p. 325, 1re édition, 1872.)

(3) Bourneville et Regnard. — Iconographie photographique de la Salpêtrière. (Paris. 1879-1880.)

(4) P. Richer. — Etudes cliniques sur l'hystéro-épilepsie ou grande hystérie. (Paris, 1881, p. 32-40.)

(5) Buet. — Des zones hystérogènes. (*Thèse de Paris,* 1881.)

d'autres points du tronc peuvent être le siège de zones hystérogènes, et ils en donnent une description détaillée.

Ces études furent reprises à la Faculté de Médecine de Bordeaux par M. le professeur *Pitres* et ses élèves qui ont fourni des données nouvelles sur ce sujet.

M. *Gaubé*, dans sa *Thèse* de Bordeaux (1) de 1882, rapporte que, non seulement le tronc, mais aussi les membres supérieurs et inférieurs présentent souvent des zones hystérogènes et que leur siège d'élection se trouve au niveau du pli du coude et du creux poplité.

M. le professeur *Pitres* (2) lui-même donne dans ses *Leçons sur les zones hystérogènes et hypnogènes*, une description des plus complètes sur la distribution topographique, le siège anatomique, sur les agents modificateurs et l'importance pratique des zones hystérogènes et rapporte les résultats nouveaux de ses études sur les zones hypnogènes.

Un an après, son élève, M. *Blanc-Fontenille* (3), communique ses observations sur *les zones léthargogènes et léthargofrénatrices.*

Les recherches de l'école de la Salpêtrière et celles faites à la Faculté de Bordeaux ont trait aux zones hystérogènes plus ou moins profondes, accessibles au toucher par le tégument externe, et que nous pourrions appeler *zones extérieures*, mais elles laissent absolument de côté *les zones des muqueuses.*

Ces dernières, en effet, n'ont jamais été le sujet d'une étude d'ensemble, et même des indications isolées consta-

(1) R. Gaube. — Recherches sur les zones hystérogènes. (*Thèse de Bordeaux*, 1882, Paris.)

(2) A. Pitres. — Des zones hystérogènes et hypnogènes, des attaques de sommeil. (Leçons recueillies par M. Davezac. Extrait du *Journal de Médecine de Bordeaux*, novembre et décembre 1884 et janvier 1885.)

(3) Blanc-Fontenille. — Note sur les zones léthargogènes et léthargofrénatrice chez les hystériques (Bordeaux, 1886).

tant leur existence font presque complètement défaut. Nous n'avons pu trouver à ce sujet que deux petites notes.

L'une de M. *Rosenthal* (1) que nous avons déjà citée dans notre communication à la Société de Médecine et de Chirurgie de Bordeaux et l'autre de M. *Franque* (2) que nous avons trouvée depuis.

M. *Rosenthal* dit avoir provoqué des attaques chez deux hystériques « en touchant avec le spéculum, par hasard ou volontairement, le col de l'utérus ».

M. *Franque*, en étudiant les causes extérieures qui avaient déterminé des crises convulsives dans soixante-treize cas, sur les cent quatorze qu'il avait examinés, en mentionne un, où la cautérisation du larynx a provoqué des crises (3).

En cherchant attentivement, on trouve bien dans les observations sur l'hystérie des accidents inexpliqués survenus dans l'exploration des muqueuses, et nous aurons l'occasion d'en citer quelques-uns, mais ces faits tout en affirmant l'existence des zones hystérogènes des muqueuses ne peuvent servir de document historique.

2° DÉFINITION

Nous prendrons l'expression de « *zones hystérogènes des muqueuses* » dans le sens le plus large en désignant

(1) ROSENTHAL. — Traité clinique des maladies du système nerveux. (Paris 1878, p. 469.)

(2) A. FRANQUE. — Ueber hysterische Krämpfe. (*Würzburger med. Zeitschr.*, Bd I, Heft 3 u. 4, analysé in *Canstatt's Jahresber.* 1860, Bd. III, p. 79.)

(3) On pourrait encore citer, ici, le fait observé par M. URBANTSCHITSCH (*Archiv. f. Ohrenheilk.*, Bd. XVI, p. 173) chez sa malade hystérique, dont nous avons déjà décrit les troubles auditifs dans le chapitre anesthésie de l'ouïe. L'auteur provoquait en cathétérisant, soit la fosse nasale droite, soit la gauche, un mouvement de chute à droite et en arrière ou à gauche et en arrière. Le phénomène se produisait également en pratiquant l'insufflation de Politzer. Il trouvait que c'était l'attouchement du cornet moyen qui donnait lieu à ce phénomène.

sous ce nom générique des régions plus ou moins circonscrites des muqueuses dont la pression a pour effet de provoquer, soit le sommeil somnambulique (*zone hypnogène*), soit l'état léthargique (*zone léthargogène*), soit l'attaque convulsive (*zone spasmogène*), soit un autre phénomème hystérique.

Ces zones hystérogènes sont ou *simples*, c'est-à-dire ne déterminent qu'un des états hystériques, ou *à effets successifs*, donnant lieu progressivement à des phases de plus en plus profondes du sommeil hypnotique et même à des crises convulsives, à mesure que la pression devient de plus en plus énergique.

Nous n'avons pas rencontré sur les muqueuses de zones hypnofrénatrices et nous n'avons pas pu rechercher, par des raisons qu'on comprendra aisément, s'il existait sur les muqueuses des zones léthargofrénatrices et spasmofrénatrices, ou si une pression plus forte d'une zone spasmogène ne la rend pas spasmofrénatrice, comme cela a lieu pour les zones ovarienne et épigastrique.

3° SIÈGE ET FRÉQUENCE

Les zones hypnogènes, léthargogènes et spasmogènes, que nous avons observées chez nos malades, occupaient les différentes parties de la muqueuse des voies respiratoires supérieures, les conduits auditifs externes, les tympans, les trompes, les cornées, les conjonctives et les canaux lacrymaux.

Sur sept de nos malades (dont six femmes et un homme) ayant des zones hystérogènes extérieures, six présentaient des zones hystérogènes au moins sur une des muqueuses dont nous venons de parler (Obs. I à VI).

La septième malade (Obs. IX), qui avait une seule zone léthargogène extérieure sur le creux épigastrique, n'est restée que peu de temps à l'hôpital et n'a point laissé faire un examen complet de ses fosses nasales qui, ainsi que nous le verrons, étaient chez tous les autres malades le siège de zones spasmogènes.

Les six malades présentant des zones hystérogènes des muqueuses étaient tous sujets à des crises convulsives, quelques-uns même à des attaques somnambuliques spontanées. Les autres hystériques qui n'offraient pas de zones hystérogènes des muqueuses, ou n'ont jamais été atteints de crises convulsives et d'attaques de somnambulisme spontanées ou, comme les malades VIII et IX, ne présentaient plus ces symptômes à l'époque où nous les avons examinées.

Cependant la malade VIII avait sur presque toutes les muqueuses des zones douloureuses qui, comme l'a vu M. *Gaube* (*loc. cit.*, p. 73), peuvent se transformer en zones hystérogènes.

1° *Muqueuse nasale.* — Chez les six malades, les fosses nasales étaient le siège de zones spasmogènes. Chez cinq, les zones étaient bilatérales ; dans l'observation VI, elles n'existaient que d'un côté, tandis que l'autre fosse nasale était le siège d'une zone hypnogène.

2° *Muqueuse laryngée.* — Dans quatre cas (Obs. I, II, IV, VI), nous avons trouvé sur la muqueuse laryngée des zones spasmogènes et léthargogènes.

3° *Muqueuse des arrière-fosses nasales.* — La paroi postérieure des arrière-fosses nasales présentait dans l'observation V une zone léthargogène, et dans l'observation VI une zone spasmogène.

La face postérieure du voile du palais était le siège d'une zone léthargogène dans l'observation II, et le cathétérisme vrai de la trompe d'Eustache avec les bougies en celluloïde de M. *Urbantschitsch* donnait à la malade de l'observation III l'aura d'une attaque.

4° *Muqueuse buccale et pharyngée.* — Chez la malade

de l'observation V, toute la partie de la bouche qui est en dedans des arcades dentaires offrait des zones hystérogènes à effets successifs. Il en était de même chez le sujet de l'observation VI, mais sur une étendue plus petite des mêmes parties.

5° *Conduit auditif externe et tympan.* — Chez les malades II et V (1), les conduits auditifs et les tympans étaient le siège de zones à effets successifs, le plus souvent léthargogènes.

6° *Conjonctive, cornée, conduit lacrymal.* — Dans le cas de l'observation II, la conjonctive, la cornée et le conduit lacrymal inférieur des deux yeux étaient occupés par des zones hypnogène, léthargogène et spasmogène.

4° RAPPORT DES ZONES AVEC L'ANESTHÉSIE CUTANÉE ET LEUR DISTRIBUTION

De nos six malades présentant des zones hystérogènes, cinq offraient de l'hémianesthésie cutanée (Obs. I à V) et un de l'analgésie cutanée totale (Obs. VI).

Les zones étaient ordinairement symétriques sauf la zone buccale de la malade V et la zone nasale de la malade VI, la seconde fois que nous les avons examinées. Toutefois, il faut noter que dans les cinq cas d'hémianesthésie cutanée, les zones nasales du côté anesthésique du corps étaient moins étendues et un peu moins facilement excitables que celles de l'autre côté.

Parfois une zone offrait un autre caractère que la zone symétrique de l'autre côté. Par exemple, chez la malade II, la conjonctive et la cornée de l'œil droit étaient le siège d'une zone hypnogène, tandis que les mêmes parties de l'œil gauche étaient occupées par des zones léthargogènes.

(1) Les zones auriculaires de la malade V n'ont été observées qu'après la publication de notre note préliminaire.

De même, chez la malade VI (premier examen) la fosse nasale droite offrait une zone hypnogène et la fosse nasale gauche une zone spasmogène.

Dans ces deux cas, la muqueuse sur laquelle se trouvait la zone hypnogène avait un degré de sensibilité moindre que la muqueuse de l'autre côté, qui était le siège d'une zone léthargogène ou spasmogène.

5° ÉTAT ANATOMIQUE AU NIVEAU DES ZONES

Les *fosses nasales* qui, comme nous l'avons vu, étaient dans nos six cas le siège de zones spasmogènes, offraient toujours des lésions anatomiques.

Chez quatre malades (Obs. I, II, III, V), il existait une congestion ou une hypertrophie plus ou moins considérable de la muqueuse recouvrant les cornets inférieurs et moyens, qui étaient, une fois, compliquées d'une adhérence du cornet moyen à la cloison (Obs. II), et une autre fois, d'une exostose de la cloison (Obs. V).

Chez les malades des observations IV et VI, on trouvait de l'atrophie de la muqueuse nasale.

Chez la première (Obs. IV), l'atrophie très prononcée occupait la fosse nasale droite, partiellement anesthésique. En même temps il y avait une adhérence membraneuse très étendue de l'orifice postérieur qui était ou congétinale ou peut-être due à l'emploi de tampons imbibés de perchlorure de fer concentré et laissés en place très longtemps, à l'occasion d'une forte hémorragie nasale.

L'autre malade (Obs. VI) présentait une atrophie dans la fosse nasale gauche qui était le siège de la zone spasmogène, tandis que la fosse nasale droite occupée par une zone hypnogène offrait un aspect à peu près normal.

La muqueuse *laryngée* montrait seulement chez le malade I des lésions inflammatoires plus ou moins accentuées à différentes époques

Les *conduits auditifs externes* et les *tympans* sont devenus chez la malade V le siège d'une zone à effets successifs dans l'oreille droite au cours d'une otite externe et dans l'oreille gauche à la suite d'une inflammation avec perforation du tympan. La gravité de l'affection locale semblait dans ces deux derniers cas aller de pair avec la fréquence et l'intensité des attaques hystériques.

6° ETAT DE LA SENSIBILITÉ DES MUQUEUSES AU NIVEAU DES ZONES

Les zones hystérogènes siégeaient ordinairement sur des muqueuses sensibles.

Seules, la zone hypnogène de l'œil droit de la malade II se trouvait sur une conjonctive insensible, et la zone laryngée de la malade IV, que nous n'avons pas pu exactement localiser, semblait occuper une muqueuse insensible.

Chez la malade V, les zones buccales à effets successifs avaient au second examen disparu sur les parties de la muqueuse devenues insensibles. Pour ce qui concerne la sensibilité des zones nasales occupant le côté anesthésique du corps, nous renvoyons au chapitre anesthésie de la muqueuse nasale (p. 38).

7° EXCITABILITÉ DES ZONES

L'excitabilité des zones offrait des différences marquées chez les divers malades et chez le même sujet toutes les zones n'étaient pas également sensibles.

Ainsi, dans certains cas, il fallait appuyer assez fortement ou à plusieurs reprises avec la sonde pour déterminer une attaque.

Cela avait surtout lieu pour les zones buccales à effets successifs. Mais le plus souvent un attouchement ger ou un simple effleurement suffisait pour exciter les zones,

Les plus sensibles nous paraissaient être la zone laryngée de l'observation I, toutes les zones de l'observation II, et les zones nasales des observations III et V.

Nous avons déjà dit qu'en général les zones nasales du côté du corps hémianesthésique étaient un peu moins excitables que celles du côté opposé.

A. *Agents excitateurs des zones.* — Ordinairement nous avons employé comme moyen d'excitation la pression avec une *sonde mousse.*

Parfois, nous nous sommes servi des *agents chimiques*, en faisant aspirer aux malades de l'ammoniaque ou de l'acide acétique concentré.

Chez la malade VI, nous avons essayé d'autres moyens. Les *courants faradique et galvanique* d'assez grande intensité appliqués sur les zones à effets successifs de la langue, en évitant la pression avec les électrodes, produisaient selon l'intensité et la durée de l'excitation un état cataleptoïde ou une crise convulsive.

La chaleur restait dans le même cas sans effet.

B. *Agents faisant disparaître l'excitabilité des zones.* — Dans quelques cas, nous avons essayé de diminuer ou d'abolir l'excitabilité des zones à l'aide *du chlorhydrate de cocaïne.*

Nous avons réussi pour les zones du cas I, pour la zone buccale de la malade V, et pour les zones conjonctivale et cornéenne chez la malade qui fait le sujet de l'observation II. Mais les zones nasales des cas II, III et IV, ne se modifiaient que peu ou pas du tout, sous l'influence de cet agent. Peut-être fallait-il attribuer ces insuccès à la difficulté d'appliquer cet anesthésique local sans produire par l'application elle-même une crise convulsive. En effet, très souvent, il suffisait de laisser écouler quelques gouttes de cocaïne dans la fosse nasale ou de faire une pulvérisation pour déterminer une crise.

Inspiré par les expériences faites dans le laboratoire de M. le professeur *Pitres*, par M. *Blanc-Fontenille* (1), avec l'*électricité statique*, pour abolir l'excitabilité des zones spasmogènes extérieures, nous avons recherché si les zones des muqueuses se comportaient de la même manière. La malade de l'observation VI, placée sur un tabouret isolant et mise sous l'influence de l'électricité statique, n'offrait plus, au bout de vingt minutes d'excitabilité, ni des zones spasmogènes extérieures ni des zones spasmogènes des muqueuses.

Nous n'avons pas recherché si les zones des muqueuses deviennent inexcitables sous l'influence des inhalations d'éther ou de chloroforme, comme cela a lieu pour les zones hystérogènes extérieures (M. Pitres, *loc. cit.*, *p.* 27). Mais il est probable qu'elles se comportent de la même manière.

Les agents diminuant ou abolissant l'excitabilité des zones des muqueuses seront d'une grande valeur dans les cas où on aurait à pratiquer une opération quelconque sur ces parties et nous reviendrons plus loin sur ce point important.

8° APPARITION ET DISPARITION SPONTANÉES DES ZONES

Les zones hystérogènes des muqueuses, comme les zones hystérogènes extérieures, peuvent apparaître du jour au lendemain et même d'un moment à l'autre, ainsi que nous avons pu le constater chez la malade de l'observation V, chez laquelle un attouchement du pharynx nasal semblait avoir éveillé les zones des muqueuses buccale et pharyngienne.

Elles peuvent aussi bien disparaître ou changer de nature. Par conséquent, des examens faits chez le même

(1) BLANC-FONTENILLE. — Effets de l'électrisation statique sur quelques phénomènes hystériques. *(Progrès méd.*, n° 8, 19 février 1887.)

sujet, à différentes époques, ne fournissent pas toujours le même résultat pour ce qui concerne l'étendue et la nature des zones. (Voir les Obs. II, V et VI.)

9° EXPLICATION DE L'EXISTENCE ET DE LA FRÉQUENCE DES ZONES HYSTÉROGÈNES DES MUQUEUSES

Lorsque, en examinant la sensibilité des voies aériennes supérieures de notre premier malade, nous avons provoqué à l'attouchement de la face laryngée de l'épiglotte avec la sonde laryngée, une crise convulsive très intense, nous l'avons d'abord attribuée à une coïncidence fortuite. Mais le même phénomène s'étant reproduit le lendemain et toutes les fois que nous avons touché le même point de l'épiglotte, nous avons cru devoir admettre comme cause l'existence sur cette muqueuse d'une zone spasmogène analogue à celles qu'on observe si souvent sur d'autres parties du corps.

Dirigeant alors nos recherches dans ce sens, nous avons trouvé chez d'autres hystériques des zones décrites dans les chapitres précédents, et nous nous sommes demandé pourquoi les muqueuses, et certaines muqueuses surtout, sont si souvent occupées par des zones hystérogènes.

Nous croyons que l'explication doit être cherchée dans la relation intime qui existe, chez la femme principalement, entre les organes génitaux et les muqueuses des voies respiratoires supérieures et des organes des sens.

Car, s'il est vrai que les organes génitaux jouent souvent un grand rôle dans la pathogénie et dans la symptomatologie de l'hystérie, il n'est nullement surprenant que des muqueuses comme celles révêtant les cavités nasales et le larynx, qui à l'état physiologique et pathologique montrent des liens étroits avec les fonctions des organes sexuels entrent pour une large part dans la séméiologie de cette affection.

Quant à ce qui concerne les *fosses nasales*, on rencontre très souvent chez des femmes bien portantes, au moment des règles, une congestion du tissu caverneux des fosses nasales occasionnant même parfois des hémorragies assez importantes pour qu'on leur ait donné le nom « d'épistaxis supplémentaires », dénomination qui n'est juste que lorsque les épistaxis remplacent complètement le flux utérin.

Souvent on voit survenir des saignements de nez à la période de puberté chez les enfants des deux sexes.

D'autres faits montrent la relation de la muqueuse pituitaire avec l'organe génital : ainsi *Romberg* (1) mentionne le cas d'un étudiant qui à chaque excitation génésique était pris d'éternûment.

M. *John Mackenzie* (2), dans son travail *sur l'irritation des organes sexuels comme moment étiologique dans la production des affections nasales*, rapporte des faits analogues observés par *Van der Wiel et Elsberg* (3).

M. *Hack* (4) mentionne également de la congestion des tissus caverneux des fosses nasales due à la menstruation, et il dit qu'elle peut donner naissance à des sécrétions abondantes comme dans le cas rapporté par M. *Hertzog* (5),

(1) ROMBERG. — Pathologie u. Therapie der Sensibilataets u. Motilitaets neurosen. (3te Auflage, p. 426, cité par M. *Hack*, p. 81, voir plus loin.)

(2) JOHN N. MACKENZIE. — Irritation of the sexual apparatus as an etiological factor in the production of nasal disease. (Extracted from *the American Journ. of the Medic. sciences*, april 1884.)

(3) VAN DER WIEL (cité par *Deschamps : traité des mal. des fosses nasales et leur sinus)* raconte l'histoire d'un homme qui toutes les fois qu'il caressait sa femme, éternuait trois ou quatre fois. — ELSBERG *(Arch. of Laryngol.*, octobre 1883), parle d'un cas de catarrhe nasal dans lequel le coït était toujours suivi ou accompagné d'éternûments. — Un cas semblable a été communiqué à M. Mackenzie par M. Tilley.

(4) W. HACK. — Ueber eine operative Radicalbehandlung bestimmter Formen von Migräne, Asthma, Heufieber sowie zahlreicher verwandter Erscheinungen (Wiesbaden, 1884, p. 77).

(5) J. HERTZOG. — Der nervöse Schnupfen (*Separat-Abdruck aus den Mittheil des Vereins der Arzte in Steiermark*, 1881, cité par M. Hack, p. 78).

à un gonflement de la face avec rougeur de la peau (érysipèle cataménial), à l'asthme nerveux et le plus souvent à la migraine.

L'auteur rapporte même un cas d'épilepsie observé chez une femme de vingt-cinq ans, chez laquelle depuis dix ans, au début de chaque menstruation, il survenait une crise typique d'épilepsie et qui en fut guérie par cautérisations des cornets inférieurs excessivement hypertrophiés.

M. *John Mackenzie*, dans le travail que nous venons de citer, dit avoir vu des affections nasales s'aggraver pendant la menstruation ou par suite d'une excitation sexuelle quelconque.

Il a aussi observé que les affections utérines et ovariennes ont une grande influence dans l'histoire clinique des inflammations nasales et que ces dernières résistent à toute médication pendant qu'on ne traite pas les premières. Il s'explique ces faits ou par une action réflexe ou par le lien qui attache les uns aux autres plusieurs ou tous les tissus érectiles du corps.

M. *Hertzog* (1) a également constaté chez beaucoup de ses malades des affections nasales et pharyngiennes apparaissant d'une manière plus intense au moment de chaque menstruation ou à la ménopause.

Il nous parait intéressant de rappeler ici le phénomène mentionné plus haut que dans tous nos cas, atteints de zones nasales, nous avons observé des lésions anatomiques, surtout des hypertrophies et des états congestifs, plus ou moins intenses de la muqueuse des cornets et que ces lésions se montraient également chez nos autres hystériques.

Il existe aussi des rapports entre les organes sexuels

(2) J. Hertzog. — Der acute und chronische Nasenkatarrh mit besonderer Berücksichsigung des nervösen Schnupfens (*Separat-Abdruck aus den Mittheil des Vereins der Arzte in Steiermark*, 1884, Wien, 1885, p. 27).

et le *larynx*, tant à l'état physiologique qu'à l'état pathologique. En effet, nous voyons que, surtout chez l'homme, l'âge de la puberté influe beaucoup sur le larynx. Les dimensions de ce dernier augmentent, les cordes vocales s'allongent et il se fait par suite un changement dans le registre de la voix qu'on appelle la mue.

On sait que la castration faite autrefois chez les garçons destinés à chanter dans la chapelle Sixtine, à Rome, leur conservait la voix de soprano.

Chez la femme, la période de la menstruation s'accompagne parfois d'une congestion de la muqueuse laryngée (*Joal*) (1), d'aphonie (*Türck*) et d'autres troubles laryngés. Il en est de même pour la période de la grossesse.

Pour ce qui concerne la corrélation qui existe entre l'appareil sexuel et le larynx à l'état pathologique, elle a été décrite dans une communication faite par M. *Bayer* (2) au Congrès international de Londres, en 1881. L'auteur rapporte les cas de Landry et de Martineau dans lesquels des flexions et des versions de l'utérus étaient la cause d'aphonie ou de toux incessante. Il passe en revue les affections utérines et ovariennes pouvant exercer des troubles dans l'organe de la voix et décrit ces derniers.

Pour ce qui concerne les *amygdales* nous nous bornons à rappeler que leur inflammation survient souvent au moment du flux cataménial.

Quant à l'*oreille*, nous voyons que le conduit auditif externe, le tympan et la caisse sont également influencés par l'état physiologique ou pathologique de l'organe sexuel de la femme.

(1) Joal. — Etude sur les fluxions de la muqueuse laryngée. (*Revue mens. de laryngol., d'otol.*, etc., n°s 3 et 4, mars et avril 1884, p. 128.)

(2) L. Bayer. — De l'influence de l'appareil sexuel de la femme sur l'organe vocal et sur la formation de la voix. *Congrès International de Londres*, 1881, sous-section de laryngologie. (*Revue mens. de laryngol, d'otol., etc.*, novembre 1881.)

Il existe bon nombre d'observations d'hémorragies supplémentaires de l'oreille.

M. *Benni* (1) au Congrès otologique de Milan (1880) en a rapporté quatre observations.

M. *Stepanow* (2), en publiant un cas de ce genre dans lequel l'hémorragie provenait du conduit externe, le tympan étant complètement intact (il n'a pas pu déterminer le point exact d'où provenait l'hémorragie), donne une bibliographie très soignée de cette question.

M. *Baratoux* (3), dans son travail *sur les affections auriculaires et leurs rapports avec celles de l'utérus*, mentionne un cas analogue observé chez une jeune fille de dix-sept ans qui, à chaque période menstruelle, avait un écoulement de sang assez abondant par les deux oreilles.

Le même auteur a vu s'aggraver et même apparaître des maladies de l'oreille, à la suite d'affections utérines.

M. *Weber-Liel* (4) dit que « des affections utérines et même des fonctions normales dans la vie sexuelle de la femme peuvent exercer une influence nuisible sur les maladies d'oreille existantes ». Et plus loin il ajoute « qu'il ne s'agit pas dans ces cas d'une simple aggravation, mais d'une véritable transformation d'une affection purement catarrhale en une autre où les troubles moteur, sensitif et vasomoteur des nerfs de l'oreille moyenne jouent le principal rôle ».

D'après cet auteur, dans les cas où il y a une relation entre une affection utérine et l'augmentation de la surdité

(1) Benni. Congrès otologique de Milan 1880 (analysé in *Archiv f. Ohrenh.*, p. 311).

(2) E. Stepanow. — Vicariirende Ohrenblutungen mit vorübergehender Taubheit combinirt. (*Monatsschr. f. Ohrenheilk.*, n° 11, 1885.)

(3) J. Baratoux. — Des affections auriculaires et de leurs rapports avec celles de l'utérus. (*Revue men. de laryngol. d'otol., etc.*, n° 1, août 1880.)

(4) Weber-Liel. — Ueber den Einfluss sexueller Irritationen auf Affectionen des Gehörorganes. (*Monatsschr f. Ohrenheilk.*, n° 9, september 1883.)

et des bruits subjectifs, on trouve à l'examen galvanique, (le pôle positif placé dans la trompe, le pôle négatif promené le long de la colonne vertébrale) des points excessivement sensibles au niveau des vertèbres dorsales inférieures et des premières vertèbres lombaires, et on remarque que les bourdonnements et le vertige cessent pendant l'examen. Parfois, quand l'affection auriculaire est récente, ces symptômes ne réapparaissent pas pendant un temps plus ou moins long et en même temps l'ouïe se montre notablement améliorée.

Il cite encore le cas d'une femme hystérique, atteinte de bourdonnements d'oreille devenant, par période, insupportables. On ne réussissait à les calmer qu'en appliquant de la glace sur la région ovarienne gauche qui était hyperesthésique.

L'auteur insiste à la fin de son travail sur l'influence qu'exercent surtout chez la femme la masturbation et les excès vénériens sur les affections d'oreille.

M. *Ménière* (1), traitant de l'influence de la ménopause sur les maladies de l'oreille, dit que la cessation des règles peut augmenter des affections préexistantes de l'oreille externe, moyenne et interne, ou même les occasionner directement. Il rapporte à l'appui de sa thèse plusieurs observations.

La relation entre les organes sexuels et les muqueuses que nous venons d'esquisser est importante ; elle nous fait comprendre non seulement la fréquence des zones hystérogènes sur les muqueuses nasale, laryngée, etc., mais aussi le grand nombre de symptômes de l'hystérie qui naissent sur ces parties : l'épistaxis, l'éternûment spasmodique, la toux aboyante, l'aphonie par paralysie et par spasme des cordes vocales, et la dyspnée spasmodique.

Il ne faut cependant pas considérer l'hystérie comme une

(1) E. Ménière. — De l'influence de la ménopause sur les maladies de l'oreille. (*Annales des maladies de l'oreille*, etc., n°s 2 et 3, 1885.)

maladie ayant son point de départ nécessaire dans une lésion des organes génitaux. Les accidents utéro-ovariens ne sont qu'un épisode de la névrose. Mais il n'en est pas moins vrai que quand ils existent, ils peuvent être l'origine des troubles réflexes dans les organes que nous avons cités.

10° IMPORTANCE THÉORIQUE ET PRATIQUE DES ZONES HYSTÉROGÈNES DES MUQUEUSES

1°. Notre connaissance de l'existence des zones des muqueuses nous permet d'éclaircir certains phénomènes qu'on a observés chez des personnes névropathiques et qui, jusqu'à présent, n'ont pas trouvé leur explication.

Cloquet (*loc. cit.*, p. 115) écrit déjà en 1821 qu'il est constant que certains principes odorants très actifs peuvent exciter des spasmes violents chez les femmes hystériques ou éminemment nerveuses.

Henrot (*loc. cit.*, p. 14) dit qu'on a vu la pituitaire devenir, sous l'influence de la perception d'odeurs vives, le point de départ d'attaques complètes d'hystérie.

Szokalsky (*loc. cit.*, p. 137) a dû boucher les narines à une de ses malades pour l'empêcher de sentir des odeurs (il ne dit pas lesquelles) qui lui causaient parfois des crises convulsives.

Chairou (*loc. cit.*, p. 12) a connu un homme qui avait de véritables spasmes hystériformes lorsqu'on lui faisait respirer certaines odeurs.

M. *Hartmann* (1), dans son *Traité des maladies de l'oreille*, cite le fait rapporté par M. *Hinton* qui a vu survenir chez un homme bien portant du vertige, de la perte de connaissance et des accès épileptiformes pendant le cathétérisme de la trompe d'Eustache.

(1) HARTMANN. — Die Krankheiten des Ohres. (*Kassel, bei Th. Fischer*, 1881, p. 38.)

M. *Sherry* (1) rapporte l'observation d'une jeune fille qui présentait des accidents hystériques (2) en respirant par le nez. Elle était obligée de garder la bouche ouverte pour respirer, bien que les cavités nasales n'offrissent aucun obstacle au passage de l'air.

MM. *Thomsen et Oppenheim* (*loc. cit.*, p. 639) racontent à propos de leur vingt-huitième observation, que la faradisation du larynx avec un courant fort a provoqué chez leur malade un accès cataleptique.

Nous croyons que ces faits que nous avons pu recueillir, peuvent être attribués à la présence de zones hystérogènes dans les fosses nasales, pour ce qui concerne les premiers cas, et dans le larynx, chez le sujet de MM. Thomsen et Oppenheim.

En effet, nous avons vu que chez nos malades les zones nasales pouvaient être excitées par l'aspiration d'odeurs fortes, ce qui expliquerait les observations de *Cloquet*, *Henrot*, *Szokalsky* et *Chairou*, ou par le cathétérisme de la trompe (Voir obs. III), comme dans le cas de M. *Hinton*.

Chez la malade de M. *Sherry*, il suffit de supposer une zone nasale très excitable pour expliquer les phénomènes hystériques ne survenant qu'à la respiration nasale. Nous n'avons pas trouvé, il est vrai, chez nos sujets de zones aussi sensibles, mais les zones nasales de plusieurs d'entre eux l'étaient assez pour que la pulvérisation faite avec une solution de cocaïne déterminât des crises convulsives.

Le fait de MM. *Thomsen* et *Oppenheim* trouve son analogue dans notre malade VI chez laquelle nous avons

(1) C. H. Mc. Sherry. — Clinical notes from practice. (*Maryland Med. Journ.*, 15 november 1884, analysé in *Internat. Centralbl. f. Laryngologie*, I, 1884-85, p. 270.)

(2) N'ayant pas eu le travail original à notre disposition, nous ne savons pas en quoi consistaient les accidents hystériques chez cette malade.

excité les zones linguales par un courant galvanique ou faradique d'assez grande intensité.

Nous sommes convaincu qu'en cherchant avec soin, on trouvera un grand nombre de faits analogues survenus à l'examen des muqueuses ou en pratiquant sur elles des opérations même très légères, et bien des praticiens se rappelleront avoir observé chez des malades névropathiques des syncopes et des crises, accidents qu'ils mettaient sur le compte de la peur qu'éprouvaient leurs clients.

C'est peut-être aussi l'explication de l'émotion que ressentent certaines malades nerveuses à l'examen des muqueuses (nasale, laryngée) et de la répulsion qu'elles ont à laisser toucher ces parties.

2° Les zones des muqueuses ont aussi une valeur diagnostique. Elles permettront, une fois constatées, d'établir un diagnostic immédiat.

A ce point de vue elles sont plus importantes que les zones extérieures, car on a plus souvent l'occasion, dans les cas où on ne pense pas à l'hystérie, de toucher les muqueuses que de presser l'ovaire ou l'épigastre, qui sont le siège le plus fréquent des zones extérieures.

De plus, leur grande excitabilité les fait facilement découvrir.

Dans certains cas où le diagnostic est douteux, leur recherche pourrait être très utile, car si chez nos malades les zones des muqueuses ne se trouvaient pas sans zones extérieures, il peut arriver qu'elles existent chez d'autres, isolées, et ici la présence des zones des muqueuses aura la même valeur que celle des zones extérieures.

3° Quand on aura affaire à des personnes hystériques il sera prudent, avant de pratiquer une opération quelconque sur les muqueuses, de se convaincre d'abord qu'il n'y a pas de zones hystérogènes pour ne pas donner lieu à des accidents d'autant plus fâcheux qu'ils seront imprévus.

De même on défendra de faire sentir à ces malades des odeurs fortes quand ils se « trouvent mal » : le remède pourrait être pire que le mal (1).

4° Les zones des muqueuses nous semblent avoir encore une grande importance au point de vue *étiologique et thérapeutique sur l'explosion et la gravité de certains symptômes de l'hystérie.*

Dans ces dernières années, surtout depuis les recherches de M. *Hack* dont nous avons cité plus haut le principal ouvrage, on a vu que les muqueuses des voies respiratoires supérieures et en premier lieu la muqueuse nasale sont parfois le point de départ d'irritations nerveuses dans les différentes régions du corps, d'asthme, de toux, de migraine, de névralgie sus-orbitaire, d'accès de vertige et même d'épilepsie (2).

En établissant l'existence des névroses réflexes des muqueuses, on s'est basé sur ce fait que les affections réflexes susnommées peuvent être déterminées expérimentalement par irritation et qu'elles disparaissent par un traitement local de la muqueuse plus ou moins affectée.

M. *Hack* (*loc. cit.*, p. 100) a même pu guérir des cas de neurasthénie dans lesquels les symptômes généraux dominaient. Par contre, il a observé des sujets hystériques chez lesquels le traitement nasal faisait bien disparaître la migraine et n'agissait pas sur les symptômes généraux.

Si maintenant nous nous rappelons que chez presque tous nos malades, nous avons trouvé des altérations des muqueuses, au moins de la muqueuse nasale, et que dans

(1) Chez la malade III atteinte de zones spasmogènes nasales, la première crise convulsivive est survenue après un évanouissement pendant lequel on lui avait fait sentir de l'éther.

(2) M. Hack a publié dernièrement un cas de maladie de Basedow, d'origine nasale et guéri par traitement nasal. (*Deutsche med. Wochenschr.*, n° 25, 1886.)

bon nombre d'entre eux, nous avons pu constater des zones hystérogènes des muqueuses, c'est-à-dire des points dont l'excitation provoquait des états hypnotiques et des attaques convulsives, symptômes essentiels de l'hystérie, nous serons porté à admettre que les muqueuses, et surtout la muqueuse nasale, peuvent jouer un rôle déterminant dans cette névrose.

Cette hypothèse trouve un appui dans plusieurs cas rapportés d'inflammation locale (affection de l'oreille moyenne) faisant éclore l'hystérie.

Nous avons déjà cité un cas de ce genre qui fait le sujet de la seconde observation du travail de M. *Habermann*.

MM. *Cl. Blake* et *Watson* (1) rapportent un fait analogue. Il s'agit d'une femme qui à la suite d'un refroidissement fut atteinte d'une inflammation de l'oreille moyenne avec exsudation séreuse, qui nécessita la perforation du tympan par le chirurgien pour donner issue aux sécrétions. Antérieurement, la malade n'avait montré aucune tendance à l'hystérie, si ce n'est une légère irritabilité depuis sa dernière grossesse qui date de deux ans. Mais après l'apparition de la maladie de l'oreille survinrent des symptômes manifestes d'hystérie, qui s'améliorèrent avec l'état de l'oreillle. La maladie de l'organe auditif paraît, disent les auteurs, avoir été la cause de la névrose hystérique qui jusqu'alors avait existé tout au plus à l'état latent.

Nos propres observations semblent donner raison à cette manière de voir, car chez le malade I, les jours où le larynx était très enflammé, les crises convulsives étaient plus fréquentes et chez la malade V, l'otite moyenne d'une oreille et l'otite externe de l'autre coïncidaient, comme nous l'avons

(1) Clarence, J. Blake et Watson. — Aural symptoms occuring in hysteria and the hysterical element in aural disease. (*Annales des maladies de l'oreille, etc.*, 1884, p. 203-214.)

dit plus haut, avec l'apparition des zones auriculaires et de plus avec une augmentation dans la fréquence des attaques spontanées.

Une fois l'hypothèse admise que les muqueuses, surtout celles occupées par des zones hystérogènes, jouent parfois un rôle dans la détermination des symptômes de l'hystérie, leur importance au point de vue thérapeutique devient évidente.

En effet, nous voyons que chez la malade de M. *Habermann* et chez celle de MM. *Blake* et *Watson* les symptômes hystériques disparaissaient après la guérison de l'affection de la muqueuse de la caisse du tympan.

Nous pouvons encore citer ici deux autres observations. L'une a été publiée par M. *Lévi* (1) en 1863, l'autre est de date toute récente et a pour auteur M. *Przedborsky* (2).

Dans le premier cas, la cautérisation du voile du palais et de la paroi postérieure du pharynx avec l'ammoniaque caustique (deux tiers d'ammoniaque pure et un tiers d'eau) faisait non seulement disparaître le hoquet existant depuis trois ans, mais aussi tous les autres symptômes hystériques que présentait la malade.

Dans la seconde observation, il s'agissait d'une jeune fille de dix-huit ans atteinte d'aphonie hystérique et de dyspnée spasmodique contre lesquelles tous les modes de traitements intérieur et extérieur restaient inefficaces. L'électricité et le badigeonnage avec une solution de cocaïne (15 0/0) ne donnaient qu'une amélioration passagère. Les accès de dyspnée devenant de plus en plus forts,

(1) Levi. — De la cautérisation ammoniacale de l'arrière-bouche dans un cas de hoquet hystérique très opiniâtre. (*Bullet. de thérap.*, 15 juillet 1863, analysé *in Canstatt's Jahresb.*, 1863, III Bd, p. 77.)

(2) Przedborski. — Ueber einen Fall von hysterischer Aphonie und Dyspnoea spastica in Folge von Nasenleiden. (*Gazeta lekarska*, n° 30, 1886, analysé in *Deutsche medizinal Zeitung*, n° 8, 27 janvier 1887.)

on fut à deux reprises sur le point de pratiquer la trachéotomie, une fois même on avait déjà fait l'incision cutanée, lorsque la dyspnée se calma après les premières aspirations de chloroforme. Le traitement au bromure de potassium à hautes doses, institué dès ce moment, donna pendant quelque temps une amélioration, mais après cinq semaines les accès revinrent plus forts qu'auparavant. Alors, on découvrit un gonflement considérable avec rougeur des cornets inférieurs, et on constata que l'attouchement de la cloison provoquait de la douleur vive, de l'éternûment, du larmoiement, de la toux et même une syncope complète. L'auteur, supposant que c'était là la cause de la dyspnée, cautérisa les cornets inférieurs avec l'acide chromique et fit ainsi disparaître avec la dyspnée tous les symptômes hystériques de la malade. Cette guérison persistait encore dix mois après l'opération.

Chez les deux de nos malades que nous avons cités plus haut (Obs. I et V), nous avons pu constater que le traitement local, chez l'un de la muqueuse laryngée, chez l'autre de l'oreille, améliorait les symptômes généraux.

Chez nos autres hystériques, atteints de zones hystérogènes des muqueuses plus ou moins affectées, nous n'avons pas même essayé un traitement local à cause de l'excitabilité extrême de leurs zones, ne nous permettant pas l'application de la cocaïne sous n'importe quelle forme (1).

Mais bien que notre expérience personnelle ne soit pas assez

(1) Peut-être, dans ces cas, en usant du sommeil chloroformique pendant lequel les zones extérieures et probablement aussi les zones des muqueuses perdent leur excitabilité ou en appliquant l'électricité statique, qui comme nous l'avons vu, produit le même effet, aurait-on pu pratiquer la cautérisation des parties malades. Encore faudrait-il penser à l'éventualité qu'après la disparition de l'action de l'électricité statique, l'inflammation opératoire pourrait être, pendant un temps plus ou moins long, la cause d'irritations continuelles des zones et donner lieu à des crises convulsives répétées.

grande pour nous permettre d'affirmer d'une façon absolue que la guérison de certains symptômes hystériques pourrait être obtenue par un traitement local des muqueuses, nous croyons que la fréquence des lésions des muqueuses, surtout de la muqueuse de Schneider, la détermination expérimentale des symptômes hystériques par excitation des zones hystérogènes et, enfin, les cas d'apparition des symptômes hystériques avec un état inflammatoire des muqueuses et le fait de leur disparition avec un traitement local des mêmes muqueuses, rendent cette hypothèse digne d'attention.

Nous sommes loin de voir dans l'hystérie une névrose réflexe d'une muqueuse quelconque et nous ne croyons pas qu'un traitement local puisse enlever la cause prédisposante de cette affection ; mais il nous semble, d'après ce que nous avons avancé, assez logique d'admettre que la lésion d'une muqueuse telle que la muqueuse pituitaire, qui souvent chez des individus sains donne naissance à une foule de névroses réflexes, peut facilement, chez des personnes névropathiques, être la cause de l'explosion de la maladie restée jusqu'alors à l'état latent, et chez des malades déjà hystériques aggraver les symptômes préexistants.

APPENDICE

Nous voulons ici noter quelques phénomènes hystériques observés chez nos malades, qui ne rentrent pas dans le cadre de notre travail, mais qui nous paraissent assez intéressants pour être cités.

Abolition des réflexes par suggestion. — Chez deux malades (Obs. III et VI), il nous était possible d'abolir presque complètement par suggestion donnée à l'état de veille ou à l'état hypnotique, les nausées et la toux que provoquait l'attouchement de l'arrière-gorge et du larynx. Cependant nous ne réussissions pas à faire disparaître chez la première de ces malades la toux réflexe qui survenait facilement par l'attouchement de son conduit auditif externe droit (branche auriculaire du pneumogastrique).

Chez la malade VI, nous avons encore empêché par suggestion l'éternûment qui ordinairement se montrait à chaque irritation des différents points de la muqueuse nasale. Il ne s'agissait pas dans ces cas d'une abolition de la sensibilité par suggestion, car les malades continuaient à sentir le contact de la sonde comme auparavant.

Abolition du gout par suggestion. — On sait qu'on peut par suggestion enlever à certains hystériques un goût quelconque, mais on n'a pas cherché si l'abolition de la perception d'une substance sapide se maintient quand on mélange cette dernière avec d'autres. C'est à M. le professeur Pitres que nous devons l'idée de cette expérience.

Voici ce que nous avons trouvé chez la malade VI acceptant avec facilité toute sorte de suggestion.

Si on lui suggère de ne pas goûter l'amer, par exemple, on peut lui faire boire du sulfate de quinine en solution concentrée sans qu'elle y trouve aucun goût.

Si on ajoute à une solution sucrée ou salée, juste assez concentrée pour qu'elle donne une sensation gustative distincte, une dose de sulfate de quinine capable de masquer complètement le goût de sucre ou de sel, — et qu'on la fasse goûter à la malade, — elle nous dit que c'est sucré ou salé.

Elle trouve identiques la solution primitive et le mélange.

De même, si nous lui suggérons de ne plus goûter plusieurs substances sapides (amère, acide, salée) et que nous lui fassions boire un mélange de solution de quinine, de vinaigre et de sel, elle le trouve insipide.

Ajoutons-nous un peu d'eau sucrée, elle nous répond immédiatement que le liquide est sucré.

Abolition de la perception des couleurs par suggestion. — Si on supprime par suggestion la perception d'une couleur, le rouge par exemple, la malade voit blancs tous les objets colorés en rouge.

Si on fait un disque moitié rouge, moitié vert, et qu'on lui imprime un mouvement de rotation rapide, la malade voit, comme nous, le disque blanc

Si nous armons ses yeux d'un verre rouge foncé, elle le voit transparent sans couleur et si nous plaçons maintenant sur une table des objets diversement colorés, la malade nous semble faire abstraction de la couleur rouge et reconnaît la plupart du temps leur couleur naturelle.

Toutefois les résultats n'étaient pas assez constants pour nous permettre de tirer des conclusions précises. (Voir les détails dans l'obs. VI, où nous avons noté la méthode et les résultats de ces expériences.)

Surdité unilatérale par suggestion. — Chez la malade de l'observation IV, la suggestion d'être sourde d'une oreille, de l'oreille gauche par exemple, semblait produire non seulement une surdité complète de cette oreille (tant pour les sons transmis par la moitié gauche du crâne que pour les sons transmis par l'air), mais aussi une sorte d'*hémianacousie* pour l'oreille droite. C'est-à-dire, que la malade prétendait ne percevoir que les sons et les bruits qu'on provoquait à sa droite, tandis que les sons et les bruits, même les plus forts, qu'on faisait naître à sa gauche ne lui donnaient aucune sensation auditive.

L'espace était presque exactement divisé par le prolongement du plan médian de la malade en deux parties : les bruits naissant d'un côté étaient perçus, ceux émanant de la seconde moitié ne l'étaient pas.

Transfert des muqueuses et des organes des sens (1). (Voir obs. III et IV.)

Action hystérogène des organes des sens. — *Vue.* — C'est un fait connu que la fixation, surtout celle d'un objet brillant, peut provoquer le sommeil hypnotique.

(1) C'est M. *Gellé* qui a découvert le transfert en 1877, lorsque la Commission de la Soc. de biologie, nommée pour contrôler les expériences de M. *Burcq* sur l'influence esthésiogène des métaux, le chargea de l'examen de l'ouïe chez les hystériques auxquelles on appliquait des métaux ou des courants galvaniques de faible intensité. Il a trouvé, à l'aide de son tube bi-auriculaire, que la sensibilité de l'ouïe diminuait du côté sain de la même quantité dont elle s'augmentait du côté malade. La Commission constata séance tenante que le transfert avait lieu aussi pour les autres espèces de sensibilité, pour la force musculaire, etc., en un mot, qu'il était général. (Voir Dumontpallier : Deux rapports faits à la Soc. de biol., octobre 1877 et août 1878. — Gellé : Pathogénie et traitement de la surdité (Chapitre Métallothérapie, p. 215-230). Paris, 1880. — Vigouroux : Métalloscopie, Métallothérapie, Aesthésiogènes. *Arch. de neurologie.* Paris, 1880-81, p. 257.)

Nous avons chez la malade de l'observation III, en faisant trembloter sur la pupille la lumière réfléchie par un miroir concave, provoqué d'abord le sommeil hypnotique et ensuite, en continuant cette manœuvre, l'état léthargique et même des crises convulsives très violentes.

Ouïe. — On sait que l'audition d'un bruit monotone est capable de mettre les hystériques en état hypnotique.

Le même phénomène se produisait par l'audition des diapasons.

Chez une malade (Obs. IV), l'audition des diapasons par l'oreille gauche seulement, provoquait le sommeil hypnotique, tandis que l'audition des mêmes sons par l'oreille droite réveillait la malade endormie.

Si on exposait le même sujet pendant plusieurs minutes à l'audition de bruits brusques et très intenses, il était pris de crises convulsives.

Chez l'hystérique de l'observation VI, les sons aigus (diapasons ut_4 et ut_8 et les sons du sifflet de Galton) provoquaient seuls le sommeil hypnotique.

Le malade de l'observation I se sentait exaspéré par le diapason ut_8.

Goût. — Une solution de sulfate de quinine déposée sur la base de la langue chez la malade V, la mettait chaque fois en état cataleptoïde.

Odorat. — On cite beaucoup d'exemples de crises provoquées par les odeurs. Il s'agit le plus souvent d'odeurs « fortes » qui ont probablement agi sur les zones spasmogènes de la muqueuse nasale plutôt que sur le nerf olfactif.

Ainsi, dans plusieurs de nos cas offrant des zones spasmogènes des fosses nasales, nous avons pu, par des aspirations d'ammoniaque ou d'acide acétique, déterminer des crises convulsives.

OBSERVATIONS

OBSERVATION I

F. Cab..., vingt-un ans.

Antécédents héréditaires. — Mère d'un caractère vif et emporté.

Antécédents personnels. — Dans son enfance, pas d'accidents hystériformes. Vers quatorze ans, il a souffert pendant six mois du hoquet, qui durait constamment. Son caractère devient très vif. Le malade s'emporte facilement.

A dix-sept ans, il a des chagrins d'amour, des querelles de famille et il quitte la maison paternelle. Il se fait enrôler dans la légion étrangère et est envoyé au Tonkin où il reçoit plusieurs blessures dont une à la région temporale gauche (balle morte) et une dans le bras gauche.

Après un séjour de vingt-sept mois, il retourne à Oran où il est pris, le 28 décembre 1885, pour la première fois, d'une attaque convulsive avec perte de connaissance sans aura ni malaise antérieur.

Le lendemain. en se réveillant à l'hôpital où on l'avait transporté, il s'aperçoit que son membre supérieur gauche est paralysé. Les attaques se renouvellent. Le bras gauche maigrit visiblement.

Le 16 février 1886, il entre à l'hospice de la Salpêtrière dans le service de M. *Charcot*. Là, il a eu au début jusqu'à quatorze attaques par jour, survenant surtout à la suite d'émotions vives (grande joie ou grande contrariété). Une attaque serait survenue après avoir avalé « de travers ».

Après une forte crise il est devenu sourd de l'oreille gauche.

Après trois mois et demi de traitement, il a quitté la Salpêtrière presque guéri et s'est embarqué comme marin pour un voyage au Brésil. A son retour il a une nouvelle attaque et il entre à l'hôpital Saint-André dans le service de M. le professeur Pitres le 12 juillet 1886.

ÉTUDE DU MALADE DANS LE SERVICE

Fonctions organiques. — Le malade est d'apparence robuste et bien musclé. Sur la région temporale gauche, on voit une cicatrice provenant de la balle morte qu'il a reçue au Tonkin. Rien de particulier du côté du cœur, des poumons et du tube digestif.

Le bras gauche se paralyse parfois après de fortes attaques (une fois il est resté paralysé pendant trente-cinq jours).

État anatomique des muqueuses. — Bouche et pharynx normaux. La muqueuse du cornet inférieur et moyen devient de temps en temps plus ou moins turgescente.

La muqueuse laryngée est par périodes dans un état d'inflammation aiguë et même suraiguë. Les tympans ont un aspect normal. Les trompes sont libres.

Anesthésie cutanée. (Examen du 3 août.) — Presque tout le côté gauche est anesthésique. Font exception : le front (au-dessus de la cicatrice temporale), la région de la moitié inférieure de l'abdomen et la région fessière. De plus, tout le membre inférieur gauche a encore conservé la sensibilité à la piqûre, au pincement et à la pression profonde.

(Examen du 11 août.) — L'anesthésie dépasse en avant la moitié gauche du tronc et en arrière l'occupe entièrement.

(Examen du 30 octobre.) — Toute la peau de la tête est insensible, sauf les régions frontale, pariétale et temporale gauche.

(Examen du 21 novembre.) — Toute la peau de la tête est normalement sensible.

ANESTHÉSIE DES MUQUEUSES ET DES ORGANES DES SENS

(Examen du 21 juillet.)

La *muqueuse de la bouche et du pharynx* présente une hémianesthésie gauche, sauf les gencives qui sont hyperesthésiques. Sur la base de la langue et sur la surface linguale de l'épiglotte, l'anesthésie dépasse la ligne médiane.

Les *réflexes* (nausées) sont conservés du côté droit. Du côté gauche, ils sont difficiles à provoquer par le frottement des piliers et de la paroi postérieure du pharynx et par pression sur la base de la langue.

La *muqueuse nasale* du côté droit est hyperesthésique au contact et sent la piqûre et la brûlure.

La muqueuse de la fosse nasale gauche est anesthésique, sauf sur la cloison (moitié postérieure) et sur plusieurs points du tiers postérieur des cornets inférieur et moyen et du plancher.

Les *arrière-fosses nasales* offrent une hémianesthésie gauche dans toutes leurs parties.

Larynx. — Les cordes vocales sont rouges et tuméfiées. L'attouchement léger de la face laryngée de l'épiglotte provoque une toux réflexe et quelques instants après une crise convulsive durant huit minutes. (Voir plus loin zones spasmogènes.)

La *conjonctive* et la *cornée* de l'œil droit offrent une sensibilité normale. Les conjonctives palpébrale (supérieure et inférieure) et scléroticale de l'œil gauche sont anesthésiques. La cornée gauche est hypoesthésique.

Le *conduit externe* et le *tympan* droits sont normalement sensibles. Les mêmes parties de l'oreille gauche sont anesthésiques au contact, à la piqûre et à la brûlure. L'attouchement du manche du marteau ne détermine pas de bourdonnements. L'air insufflé par la trompe gauche n'est pas senti. Mais lorsque on pratique le cathétérisme vrai de la trompe (tubage) avec une bougie en celluloïde, le malade ressent une piqûre dans l'oreille gauche.

Ouïe. — *Oreille droite :* La perception cranio-tympanienne à la montre et à l'acoumètre est bonne, le tic-tac de la montre est perçu à une distance de 60 centimètres, la voix chuchotée est entendue au delà de 8 mètres. L'expérience de *Rinne* donne un résultat positif (diapasons la_2, sol_3).

Oreille gauche : La perception cranio-tympanienne à la montre est nulle, l'acoumètre placé sur la moitié gauche du crâne est faiblement perçu.

Le tic-tac de la montre et la voix chuchotée ne sont pas entendus. Les diapasons vibrant près de l'oreille sont faiblement perçus, placés sur l'apophyse mastoïde ils sont à peine entendus et pendant un temps plus court.

Vue. — *Œil droit :* Acuité, champ visuel et perception des couleurs normaux.

Œil gauche : Acuité = 1/3, champ visuel rétréci (45° à 55°).

(Examen du 23 septembre 1886.)

L'anesthésie des *muqueuses* est la même qu'à l'examen précédent.

Seuls les *conduits auditifs* et les *tympans* offrent une légère modification.

Le conduit auditif et le tympan droits sont sensibles au contact et à la piqûre mais ils sont insensibles à la brûlure.

Le conduit auditif et le tympan gauches sont, au contraire, insensibles au contact et à la piqûre et sensibles à la brulûre.

Goût. — Le sel, le sucre et le sulfate de quinine sont goûtés sur les deux tiers antérieurs droits et *gauches* de la langue, mais ils ne sont pas perçus sur le tiers postérieur droit et gauche de la langue et sur le voile du palais.

(Il est à remarquer que tout le côté gauche de la langue est insensible au contact, à la piqûre et à la brûlure.)

Odorat. — L'assa fœtida est perçue comme quelque chose de très agréable par la narine droite. La même substance n'est pas sentie par la narine gauche. L'odeur de rose et celle du safran sont senties et reconnues par la narine droite et non par la narine gauche. La vanille et les clous de girofle ne sont sentis ni à droite ni à gauche.

Ouïe. — La perception cranio-tympanienne à la montre est bonne du côté droit. Du côté gauche, la montre n'est que faiblement entendue en avant du tragus et sur l'apophyse mastoïde (l'oreille étant bouchée).

La perception cranio-tympanienne à l'acoumètre est bonne à droite, plus faible à gauche. La perception aérienne de la montre se fait à 1 mètre à droite et à 1 centimètre seulement à gauche; à la voix chuchotée au delà de 12 mètres à droite, et à une distance de 40 centimètres seulement à gauche (trois, maison).

L'expérience de *Rinne* donne un résultat positif des deux côtés pour les diapasons la_2 et sol_3.

Les mêmes diapasons mis sur le vertex sont perçus « dans la tête », mais le malade ne distingue pas de quel côté ils sont mieux perçus.

(Examen du 14 octobre 1886.) — L'*anesthésie des muqueuses* est la même qu'à l'examen précédent.

Le *conduit auditif et le tympan droits* sont redevenus sensibles au contact, à la piqûre et à la *brûlure* et les mêmes parties de l'oreille gauche sont devenues insensibles à ces trois modes de sensibilité.

Le *goût*, l'*odorat* et l'*ouïe* sont restés les mêmes que le 23 septembre.

(Examen du 30 octobre.) — Le malade souffre depuis la veille d'un violent mal de gorge et il est aphone. Toute la peau de la tête est insensible sauf les régions frontale, pariétale et temporale gauches. Les cordes vocales et la muqueuse trachéale sont très rouges.

Muqueuse buccale. — La langue est seulement sensible au contact et à la piqûre sur le bord droit et sur la ligne médiane et à la brûlure seulement sur le bord droit (mais il ne reconnaît pas toujours si on le brûle ou si on le pique).

La *voûte* n'est sensible que sur la ligne médiane.

Les *gencives* droites et gauches sont restées hyperesthésiques.

Le *voile* et la *paroi postérieure du pharynx* sont sensibles au contact, à la piqûre et à la brûlure.

Le *conduit auditif droit* est, dans sa partie *cartilagineuse*, insensible au contact et à la piqûre et sensible à la brûlure. La partie *osseuse* est sensible au contact, à la piqûre et à la brûlure.

Le *conduit auditif gauche* est insensible au contact et à la piqûre et sensible à la brûlure.

Goût. — Le sel, le sucre, le vinaigre et le sulfate de quinine ne sont perçus que sur la moitié droite de la langue. Le vinaigre est très faiblement perçu.

Odorat. — L'assa-fœtida et différentes essences sont senties à droite et non à gauche.

Vue. — Le champ visuel des deux yeux est presque également rétréci (55° à 70° du campimètre).

(Examen du 25 novembre.) — Même état des muqueuses et des organes des sens. Le bras est toujours paralysé. Mais à l'examen de la muqueuse nasale on constate une zone spasmogène dans la fosse nasale droite (cornet moyen et partie postérieure du cornet inférieur, de la cloison et du plancher) et une autre moins sensible, dans la partie postérieure de la fosse nasale gauche.

La solution de chlorhydrate de cocaïne (1 : 10), appliquée avec précaution sur la muqueuse nasale droite rend la muqueuse et la zone insensibles.

(Examen du 21 novembre 1886.) — Toute la *peau* de la tête est sensible au contact, à la piqûre et à la brûlure.

Les *muqueuses* de la *bouche*, du *pharynx* et des *fosses nasales* sont sensibles du côté droit et du côté gauche.

Il en est de même des *conduits auditifs* et des *tympans.*

Goût. — Le sel, le sucre et le vinaigre sont perçus sur les deux tiers antérieurs de la langue et un peu sur le voile du palais ; le sulfate de quinine l'est sur toute la langue et pas sur le voile du palais.

Odorat. — L'assa-fœtida et les différentes essences sont sentis par les narines *droite* et *gauche.*

Ouïe. — La perception cranio-tympanienne à la montre est bonne à droite et à *gauche.* La perception aérienne à la montre se fait à 1m,50 (O. D.) et à 1 mètre (O. G.), à l'acoumètre et à la voix chuchotée au delà de 6 mètres.

Les diapasons (ut_2, ut_3, ut_4), placés sur le vertex sont aussi bien entendus d'une oreille que de l'autre. Le son du diapason ut_5 l'exaspère. L'expérience de *Rinne* est positive des deux côtés. Tous les sons du sifflet de *Galton* sont perçus.

Goût électrique et sensibilité galvanique de la langue et du voile du palais. (Examen du 22 novembre).

Le goût pour les substances sapides et la sensibilité de la bouche au contact, à la piqûre et à la brûlure, sont les mêmes que la veille.

EXAMEN UNIPOLAIRE *(pôle positif)*.

Parties de la langue et du voile du palais examinées	Intensités du courant en milli-ampères	Sensations et phénomènes provoqués
LANGUE : Bord du tiers antérieur droit...............	5	Picotement.
— Bord du tiers antérieur gauche.............	6	
— Milieu du tiers antérieur droit...............	5	
— Milieu du tiers antérieur gauche.............	10	
— Bord du tiers moyen droit...............	0,5	Goût, salivation picotement.
— Bord du tiers moyen gauche.............	3	Salivation.
— — — —	8	Picotement.
— Milieu du tiers moyen droit...............	4 à 5	Goût.
— — — —	12	Picotement et salivation.
— Milieu du tiers moyen gauche.............	8	Salivation.
— — — —	12,5	Picotement.
— Tiers postérieur droit..	2,5	Goût.
— — — —	9 à 10	Picotement.
— Tiers postérieur gauche.	0,5	Goût.
— — — —	6	Salivation.
— — — —	13 à 14	Picotement.
VOILE DU PALAIS : Moitié droite..	2,5	Goût.
— — — gauche.	3,5	Picotement.

EXAMEN BIPOLAIRE

Parties de la langue et du voile du palais examinées.	Intensités du courant en milli-ampères	Sensations et phénomènes provoqués.
LANGUE : Bord du tiers antérieur droit	0,5	Picotement.
— Bord du tiers antérieur gauche	1	
— Milieu du tiers antérieur droit	7	Picotement, salivation.
— Milieu du tiers antérieur gauche	8	Picotement, salivation.
— Bord du tiers moyen droit	4	Picotement.
— Bord du tiers moyen gauche	5	
— Milieu du tiers moyen droit	4,5	
— Milieu du tiers moyen gauche	6,5	Picotement, salivation.
— Tiers postérieur droit	7 à 10	Picotement, salivation abond[te].
— — — gauche	22	Picotement, salivation abond[te].
VOILE DU PALAIS : Moitié droite et		
— — moitié gauche.	4,5	Picotement.

Attaques convulsives. — Elles sont ou *spontanées* ou *provoquées*.

Les *attaques spontanées* surviennent de temps en temps, à intervalles irréguliers, souvent à la suite d'une contrariété. L'état de la muqueuse laryngée, siège d'une zone spasmogène, semble avoir une influence sur la fréquence et l'intensité des attaques.

Ainsi, le 21 juillet, le jour de notre premier examen, nous trouvons la muqueuse laryngée congestionnée; le même jour le malade a, dans l'après-midi, des crises répétées.

Le 22 juillet, même état du larynx, crises très fortes. Après une de ces crises, il est muet.

Le 24 juillet, en se réveillant, il recouvre la parole, mais il est aphone et il souffre de la gorge. A l'examen laryngoscopique, on trouve les cordes vocales d'un rouge cramoisi et très gonflées, formant un œdème glottique, tandis que les replis ary-épiglottiques sont peu enflammés.

Un léger attouchement avec la sonde laryngée donne instantanément lieu à une forte crise convulsive.

Le 25 juillet nous lui administrons des pulvérisations de chlorhydrate de cocaïne (0.25 centigr. sur 200 gr.) qui font disparaître la sensation douloureuse de la gorge et décongestionnent le larynx.

Jusqu'au 20 septembre le malade a des attaques à des intervalles plus ou moins longs. Le 20 septembre, il a deux attaques ; les cordes vocales sont rouges.

Le 21 septembre on touche les cordes vocales avec une solution de chlorure de zinc, après anesthésie locale. Les attaques ne reviennent que le 10 octobre, après un excès d'alcool.

Les attaques convulsives peuvent être *provoquées* par excitation des *zones spasmogènes*; une des zones est extérieure (au niveau de la septième vertèbre cervicale), trois sont sur les muqueuses.

Une de ces dernières occupe la face laryngée de l'épiglotte et problablement aussi le reste de la muqueuse laryngée, et les deux autres se trouvent dans les fosses nasales droite et gauche.

La zone laryngée est la plus excitable de toutes, puis vient la zone de la fosse nasale droite et enfin celle de la fosse nasale gauche.

Toutes les zones des muqueuses pouvaient être rendues insensibles par l'emploi du chlorhydrate de cocaïne, soit en pulvérisations pour la zone laryngée, soit par application directe pour les zones nasales.

OBSERVATION II.

Jeanne L..., vingt-neuf ans. Pas d'antécédents héréditaires.

Antécédents personnels. — A partir de l'âge de quatre à cinq ans, vomissements fréquents et défaillances, jusqu'à dix-neuf ans, mais en diminuant de plus en plus. A l'âge de dix-neuf ans, en 1875, première « crise de nerfs » à la suite d'une grande peur (incendie). Cette crise a duré treize heures avec perte complète de connaissance.

Quatre grossesses dont les trois dernières sont accompagnées de pertes de connaissance, de crises convulsives, parfois très fréquentes et très intenses, de vomissements de sang, de cécité passagère et d'autres symptômes hystériques.

Depuis qu'elle est malade, elle se sent sourde de l'oreille gauche, distingue moins bien le goût des mets et n'a plus l'odorat aussi fin qu'autrefois. Les crises convulsives sont parfois suivies d'aphonie durant plusieurs jours.

ÉTUDE DE LA MALADE DANS LE SERVICE

Fonctions organiques. — Jeanne L... a l'aspect d'une personne dont l'organisme a beaucoup souffert. Parfois, elle a de l'inappétence, de la constipation opiniâtre, de l'insomnie. Cœur et poumons normaux. L'articulation du genou droit est le siège de fortes douleurs. Celle de la hanche est demi-contracturée.

État anatomique des muqueuses. — Toutes les *muqueuses* sont pâles. Sur la base de la langue on rencontre des papilles hypertrophiées. La muqueuse des cornets inférieurs et moyens est hypertrophiée. Dans la fosse nasale droite existe une adhérence entre le milieu du cornet moyen et la cloison. Les tympans offrent un aspect normal. Les trompes sont libres.

Anesthésie cutanée. — Les schémas pris le 19 juin et le 16 octobre 1886 montrent une hémianesthésie presque totale du côté droit du corps. Seuls la paume de la main, le pli du coude, l'aisselle du bras droit et le cou du pied droit sont sensibles. Par contre, le dos de la main gauche est insensible.

ANESTHÉSIE DES MUQUEUSES ET DES ORGANES DES SENS

(Examen du 12 août 1886.)

Muqueuse buccale. — La *langue* est insensible au contact, à la piqûre et à la brûlure dans ses deux tiers antérieurs droits ; tout le reste (tiers postérieur droit et moitié gauche entière) est hypoesthésique.

Le *plancher de la bouche* et la *muqueuse des joues* sont insensibles à droite et hypoesthésiques à gauche.

La *voûte palatine* est anesthésique.

Le *voile du palais*, les *piliers*, la *paroi postérieure du pharynx* sont sensibles, un peu plus du côté gauche que du côté droit.

Le *réflexe* (nausée) est difficile à provoquer en pressant sur la base de la langue et en touchant les piliers ; mais il est plus facile de le déterminer en titillant le voile du palais, et en touchant la paroi pharyngienne, surtout à gauche.

Muqueuse des fosses nasales. — La sensibilité au contact, à la piqûre et à la brûlure, est émoussée du côté droit sur le tiers antérieur du cornet inférieur, conservée sur toute la cloison et sur tout le reste de la muqueuse. La fosse nasale gauche est hyperesthésique.

Muqueuse des arrière-fosses nasales. — La sensibilité au toucher avec une sonde se montre nettement abolie sur le côté droit, et conservée sur le côté gauche.

La sensibilité des fosses nasales aux agents chimiques (acide acétique concentré) est conservée des deux côtés. L'ammoniaque n'est pas senti tout de suite par la narine droite, mais après quelques secondes, la malade tombe en léthargie.

Larynx. — Sensibilité (contact) normale. Après quelques attouchements, la malade tombe en léthargie.

Conduits auditifs externes. — Le conduit droit est insensible au contact, à la piqûre et à la brûlure dans sa partie externe (cartilagineuse) et sensible dans sa partie interne (osseuse).

Le conduit gauche se montre sensible. Si on pratique le cathétérisme des trompes qui sont libres, la malade sent et entend passer l'air.

Goût. — Le sel et le sucre ne sont goûtés que par le tiers postérieur gauche de la langue. Le reste de la langue et le voile ne goûtent rien.

Odorat. — L'assa fœtida est senti par la narine gauche et ne l'est pas par la narine droite.

Ouïe. — La perception cranio-tympanienne à la montre est bonne pour la moitié droite du crâne ; sur la moitié gauche la montre n'est pas entendue. L'acoumètre, bien perçu du côté droit du crâne, ne l'est que faiblement sur le front gauche. Il est bien perçu en avant du tragus et pas du tout par l'apophyse mastoïde du côté gauche.

Les diapasons la_2 et sol_3 sont mieux entendus par l'oreille droite que par la gauche, celle-ci même étant bouchée.

L'expérience de *Rinne* faite avec les mêmes diapasons est positive des deux côtés.

La perception par l'air à la montre se fait à 40 centimètres (O. D.) et à 2 centimètres (O. G.).

A l'acoumètre, à 8 mètres (O. D.) et à 40 centimètres (O. G.).

A la voix chuchotée à 3 mètres (O. D.) et à 50 centimètres (O. G.).

Vue. — (Examen du 28 juillet 1886.) — *Œil droit :* Amaurotique, la malade voit à peine la croix du campimètre.

Œil gauche : Champ visuel très rétréci (20 à 30°). La malade distingue bien les couleurs, mais le jaune lui est désagréable.

(Examen du 13 octobre 1886.)

Muqueuse buccale et pharyngée. — Tout le côté droit est insensible au contact, à la piqûre et à la brûlure; tout le côté gauche est sensible au même mode de sensibilité.

On peut produire des *réflexes* (nausées) en touchant les piliers gauches et toute la paroi postérieure du pharynx. Il n'en est pas de même si on exerce une pression sur la base dela langue ou si on touche les piliers droits.

Muqueuse nasale. — *Fosse nasale droite :* L'entrée du nez est insensible et la malade ne sent pas l'écartement du speculum nasi. L'extrémité antérieure du cornet inférieur et de la cloison se montre hypoesthésique aux trois modes de sensibilité. Aussitôt qu'on touche les parties plus reculées de cette fosse nasale la malade est prise d'une crise convulsive. L'ammoniaque aspirée par la narine droite produit le même effet.

Fosse nasale gauche : L'écartement du speculum provoque l'état hypnotique. La sensibilité de la muqueuse est impossible à rechercher, car à peine avons-nous effleuré avec la sonde l'extrémité antérieure du cornet inférieur, que la malade tombe comme foudroyée en proie à une crise convulsive très violente. Si on fait cesser cette crise elle recommence une deuxième et une troisième fois sans qu'on ait touché de nouveau la muqueuse nasale. De même, il suffit d'approcher de la narine gauche un flacon d'ammoniaque pour donner à la malade instantanément une crise convulsive.

Les *arrière-fosses nasales* se montrent sensibles au contact aussi bien à droite qu'à gauche et on détermine par ces attouchements des nausées très intenses. Après plusieurs attouchements de la surface postérieure du voile du palais la malade tombe en léthargie. On la met en état cataleptoïde et elle dit alors que si on avait insisté à toucher ces parties on lui aurait donné une crise convulsive.

Larynx. — On effleure légèrement le bord de l'épiglotte avec la sonde laryngée et on détermine le sommeil léthargique. On la réveille et si l'on touche la base de l'épiglotte une crise convulsive éclate aussitôt.

Conduits auditifs externes. — Le conduit droit est insensible (contact, piqûre et brûlure) dans sa partie cartilagineuse, et sensible dans sa partie osseuse.

Le conduit gauche entier est sensible. Après plusieurs attouchements la malade tombe en léthargie et revenue à l'état cataleptoïde elle nous dit qu'en insistant nous lui aurions sûrement donné une crise convulsive.

Conjonctives. — *Œil droit* : Les conjonctives des paupières inférieure et supérieure et de la sclérotique sont insensibles au contact. Pas de réflexes (clignement de l'œil, larmoiement) ; cornée légèrement sensible.

Œil gauche : La conjonctive palpébrale supérieure est insensible. La conjonctive de la paupière inférieure et de la sclérotique est faiblement sensible et donne des réflexes peu vifs. La cornée est très sensible.

La conjonctive et la cornée, les conduits lacrymaux inférieurs et les sacs lacrymaux sont le siège de zones hystérogènes.

Le frottement léger de la conjonctive scléroticale et palpébrale supérieure et inférieure et de la cornée de l'œil droit, exécuté avec une sonde, met la malade en état cataleptoïde.

Le frottement léger de ces mêmes points de l'œil gauche provoque le sommeil léthargique.

Si au lieu de frotter avec une sonde, on pratique cinq ou six fois un frottement de la paupière inférieure contre le bulbe, comme on le fait après l'opération de la cataracte pour chasser les masses corticales, on voit également survenir un état cataleptoïde ou léthargique, selon qu'on a touché l'œil droit ou l'œil gauche. Il en est de même pour le frottement répété de la paupière supérieure droite et gauche contre le bulbe.

Si la malade est en état cataleptoïde par frottement de la conjonctive ou de la cornée droite et qu'on frotte légèrement la conjonctive ou la cornée gauche, l'état cataleptoïde se transforme en état léthargique.

Si on continue à irriter la conjonctive et la cornée droite ou gauche en pressant un peu plus fort, on provoque une crise convulsive.

L'introduction d'une sonde dans les conduits lacrymaux inférieurs provoque à droite un état cataleptoïde, à gauche un état léthargique. Si on essaie d'affranchir le sac lacrymal et d'entrer dans le canal nasal, on voit aussitôt éclater une crise convulsive qui vient se greffer à droite sur l'état cataleptoïde, à gauche sur l'état léthargique.

Le chlorhydrate de cocaïne instillé dans les yeux rend insensibles les zones conjonctivales et cornéennes, mais il ne modifie pas les zones des conduits lacrymaux inférieurs.

Nous avons voulu injecter la cocaïne dans les canaux lacrymaux eux-mêmes, mais la malade n'a pas voulu se prêter à cette expérience.

Goût. — Le sucre n'est senti sur aucun point de la bouche.

Le sel est perçu comme quelque chose d' « aigre » par toute la moitié gauche de la langue.

Le vinaigre est reconnu tout de suite. Il est perçu par toute la moitié gauche de la langue et par une partie du voile de la largeur de 1 centimètre carré et située du côté gauche à la naissance du voile.

Le sulfate de quinine n'est perçu et reconnu comme quelque chose d'amer que sur les deux tiers antérieurs gauches de la langue.

Odorat. — L'assa fœtida, le safran, la vanille et les clous de girofle ne sont sentis que par la narine gauche.

Ouïe. — La perception cranio-tympanienne à la montre est diminuée du côté gauche. Elle est normale du côté droit.

La perception cranio-tympanienne à l'acoumètre de Politzer est conservée du côté droit et affaiblie du côté gauche.

Les diapasons (la_2 et sol_3) sont mieux entendus par l'oreille droite que par l'oreille gauche même en bouchant cette dernière, mais il faut faire vibrer les diapasons très fort pour que le malade les entende.

L'expérience de *Rinne* donne un résultat positif des deux côtés pour les mêmes diapasons.

La perception aérienne se fait à la montre à 70 centimètres à droite et à 40 centimètres à gauche. A l'acoumètre : au delà de 6 mètres, à droite ; à 2ᵐ50, à gauche. A la voix chuchotée : au delà de 6 mètres, à droite ; à 4 mètres, à gauche.

(Examen du 3 décembre 1886.)

La *muqueuse buccale* est anesthésique dans sa moitié droite ; la moitié gauche de la bouche est sensible, sauf les deux tiers antérieurs de la langue qui sont insensibles.

Goût. — Les goûts de sucre et de sel sont abolis sur toute la langue et sur le voile du palais.

Le vinaigre n'est goûté que sur un point circonscrit du voile du palais (moitié gauche).

Le sulfate de quinine n'est perçu que sur le pilier antérieur gauche.

Goût électrique et sensibilité galvanique de la langue et du voile du palais. — Le goût électrique pour les intensités du courant que la malade pouvait supporter était complètement nul, tant à l'examen unipolaire qu'à l'examen bipolaire.

Quant à la sensibilité galvanique, la malade éprouvait sur la moitié droite de la langue et du voile du palais, à la galvanisation unipolaire et bipolaire, une sensation de picotement, et sur la moitié gauche de ces organes une sensation de brûlure. Voici à quelles intensités du courant ces sensations ont apparu :

EXAMEN UNIPOLAIRE (*pôle positif*).

Parties de la langue et du voile du palais examinées.	Intensités du courant en milli-ampères	Sensations et phénomènes provoqués.
LANGUE : Bord du tiers antérieur droit......................	6,5	Picotement.
— Bord du tiers antérieur gauche....................	5	Brulûre.
— Milieu du tiers antérieur droit......................	7,5	Picotement.
— Milieu du tiers antérieur gauche....................	5,5	Brulûre.
— Bord du tiers moyen droit......................	8	Picotement.
— Bord du tiers moyen gauche....................	7	Brulûre.
— Milieu du tiers moyen droit......................	11	Picotement.
— Milieu du tiers moyen gauche....................	6 à 8	Brûlure.
— Tiers postérieur droit....	4	Picotement, salivation.
— Tiers postérieur gauche	5 à 6,5	D'abord salivation, après brûlure.

Voile du palais : Moitié droite....	3	Picotement sans nausée et sans salivation.
— Pilier antérieur droit...	3,5	Picotement sans nausée et sans salivation.
— Moitié gauche............	1,5	Brûlure sans nausée et sans salivation.
— Pilier antérieur gauche.	4,5	Brûlure sans nausée et sans salivation.

EXAMEN BIPOLAIRE

Parties de la langue et du voile du palais examinées.	Intensités du courant en milli-ampères	Sensations et phénomènes provoqués.
Langue : Tiers antérieur droit....	9	Picotement.
— — — gauche.	5	Brûlure.
— Tiers moyen droit......	10	Picotement, salivation.
— — — gauche..	5	Brûlure.
— Tiers postérieur droit.	4	Picotement, salivation abondante.
— — — gauche	4	Brûlure, salivation abondante.
Voile du palais : Moitié droite ..	6	Picotement.
— — — gauche.	1,5	Brûlure.

Ouïe. (Examen du 15 décembre.) — L'audition est restée à peu près la même qu'au dernier examen. Les diapasons ut_2, ut_3, ut_4 sont perçus par les deux oreilles. Le diapason ut_5 ne l'est que par l'oreille droite. L'oreille gauche ne l'entend ni par voie cranio-tympanienne ni par voie aérienne. Les sons du sifflet de Galton sont perçus par l'oreille droite, mais l'oreille gauche n'entend que les sons moins aigus de cet instrument, tandis que la malade est sourde pour les sons les plus élevés (à partir de la division 4 1/2).

(Examen du 8 février.) — La malade est devenue complètement sourde de l'oreille gauche. La perception cranio-tympanienne du côté gauche du crâne est nulle et l'oreille gauche n'entend ni le tic-tac de la montre, ni l'acoumètre, ni les diapasons placés sur le doigt qui bouche le conduit externe gauche.

La surdité est survenue avec des bourdonnements (sifflements), des tournements de tête et des douleurs dans le conduit. Le conduit et le tympan sont sensibles et comme auparavant le siège de zones léthargogènes.

Zones hystérogènes. — La malade possède plusieurs *zones extérieures.* Nous ne citons que la zone léthargogène située au-dessous du sein gauche, la zone léthargofrénatrice incomplète occupant l'ovaire droit et la zone hypnofrénatrice siégeant sur les apophyses mastoïdes, dont la connaissance nous a servi pour tirer la malade des crises convulsives et des états léthargiques, que nous avons si souvent provoqués par l'excitation des nombreuses zones spasmogènes et léthargogènes siégeant sur ses muqueuses.

La malade n'ayant pas de zones spasmofrénatrices, nous la mettions en léthargie, à chaque attaque convulsive, par pression sur une zone léthargogène. Nous la tirions de la léthargie par l'excitation de la zone léthargofrénatrice incomplète, qui la mettait en état cataleptoïde ; et enfin par pression sur la zone hypnofrénatrice et en soufflant légèrement sur les yeux entr'ouverts, nous la réveillions complètement.

Sans ces moyens, nous n'aurions pas osé examiner les muqueuses et rechercher les zones, car les crises convulsives provoquées, par leur violence et par ce fait que la malade, atteinte d'une affection du genou, était dans un appareil immobilisateur, auraient pu avoir pour elle des conséquences très graves.

Nous avons déjà décrit les nombreuses zones hystérogènes qui se trouvaient sur *toutes les muqueuses* et nous voulons seulement ajouter que le chlorhydrate de cocaïne en solution 1/10, appliqué avec beaucoup de précautions dans la fosse nasale droite. ne faisait pas complètement disparaître la zone spasmogène ; tandis que ce remède instillé dans les yeux rendait insensibles les zones conjonctivales et cornéennes.

OBSERVATION III.

Hélène G..., dix-huit ans.

Antécédents héréditaires. — Père alcoolique, d'un caractère vif et emporté.

Antécédents personnels. — Dès l'âge de onze ans, elle a journellement, pendant deux ans, des évanouissements avec sueurs froides. A quinze ans, obligée de faire des travaux pénibles, elle souffre de maux de tête et de battements de cœur fréquents. C'est de cette époque que date d'après elle la surdité de l'oreille gauche.

Le 1er août 1886, après une grande contrariété, elle est prise d'un évanouissement avec sueurs froides, analogues à ceux qu'elle a eus autrefois On lui fait sentir de l'éther et alors éclate une crise convulsive très intense avec perte de connaissance et qui dure deux heures et demie. Le lendemain la malade entre dans le service de M. le professeur Pitres.

ETUDE DE LA MALADE DANS LE SERVICE

Fonctions organiques. — La malade est d'une constitution assez robuste, elle est bien musclée. La couche adipeuse est bien développée. L'appareil circulatoire ne montre rien d'anormal, sauf les palpitations de cœur survenant facilement sous l'impression de fatigues ou d'émotions; poumons sains. Le ventre est ballonné. La malade est souvent constipée. Bien réglée.

Etat anatomique des muqueuses. — Les muqueuses sont normalement colorées. La muqueuse qui recouvre les cartilages aryténoïdes est gonflée. Celle des cornets inférieurs est légèrement hypertrophiée. La muqueuse des arrière-fosses nasales est couverte de muco-pus.

Les conduits auditifs sont remplis de cérumen. Les tympans dont l'état est normal, sont très transparents. Les vaisseaux entourant le manche du marteau s'injectent facilement au moindre attouchement du conduit.

De même la partie postérieure de la muqueuse de la caisse paraît très rouge par transparence si on prolonge l'examen des oreilles. Les trompes sont libres.

Anesthésie de la peau. — 2 août 1886, on constate une hypoesthésie de tout le corps sauf les fesses, la paume de la main droite (bague en doublé à l'annulaire droit) et la plante des pieds. Elle ne sent ni le contact léger ni le chatouillement. Elle ne perçoit que faiblement les pincements de la peau, les pressions fortes et les brulûres.

Le 9 octobre, la sensibilité de la peau est changée.

Toute la moitié droite du corps est restée hypoesthésique, et toute la moitié gauche (sauf les doigts, les orteils, le dos du pied jusqu'à l'articulation mésocarpienne de Chopart, et une surface occupant la région ovarienne, la hanche et la région fessière) est devenue anesthésique. En avant du tronc, la limite entre les zones d'hypoesthésie et d'anesthésie n'occupe pas la ligne médiane, elle est déviée à droite. Le mamelon, l'aréole et d'autres parties du sein droit sont anesthésiques.

ANESTHÉSIE DES MUQUEUSES ET DES ORGANES DES SENS
(Examen du 9 août.)

La muqueuse *buccale* et *pharyngée* (langue, plancher de la bouche, voûte palatine, voile du palais, muqueuse de la joue et du pharynx) est sensible au contact, à la piqûre et à la brûlure sur la moitié droite; elle est insensible sur la moitié gauche. On peut déterminer des *réflexes* (nausées) en pressant sur la base de la langue, moitié droite et moitié gauche, ou en touchant les piliers postérieurs, bien que le toucher du pilier postérieur gauche ne soit pas senti.

La muqueuse des *fosses nasales* se montre du côté droit sensible au toucher, à la piqûre et à la brûlure. A gauche, la sensibilité au contact et à la piqûre est abolie sauf sur la partie postérieure des cornets et du plancher et sur les deux tiers postérieurs de la cloison. La sensibilité à la brûlure paraît abolie sur tout le côté gauche.

L'acide acétique et l'ammoniaque sont sentis et provoquent du larmoiement du côté droit et pas du côté gauche.

La sensibilité au contact de la muqueuse *des arrière-fosses nasales* est diminuée du côté droit et abolie du côté gauche.

La *muqueuse du larynx*, touchée avec une sonde, se montre peu sensible et ne donne lieu qu'à peu de réflexes, tant pour le côté droit que pour le côté gauche.

Le *conduit auditif externe droit* est normalement sensible. Les attouchements réitérés provoquent de la toux réflexe (branche auriculaire du pneumogastrique).

Le *conduit gauche* est hypoesthésique dans sa paroi inférieure. Le reste paraît normalement sensible.

Au cathétérisme, la *trompe d'Eustache gauche* se montre libre; toutefois, la malade ne sent et n'entend pas l'air insufflé.

Mais si l'on pratique le cathétérisme vrai avec une bougie en celluloïde, la malade éprouve une sensation de piqûre dans l'oreille.

Vue. – Le champ visuel des deux yeux est considérablement

rétréci (15° à 18° pour l'œil droit et 10° à 15° pour l'œil gauche).

Ouïe. — La perception cranio-tympanienne à la montre et à l'acoumètre est bonne pour le côté droit et nulle pour le côté gauche.

La perception aérienne à la montre, à l'acoumètre et à la voix chuchotée est bonne pour l'oreille droite et nulle pour l'oreille gauche.

Les diapasons (*la*$_2$ et *sol*$_3$) placés sur n'importe quelle partie de la tête et même en fermant l'oreille gauche ne sont entendus que par l'oreille droite.

L'expérience de *Rinne* donne un résultat positif pour l'oreille droite.

Goût. — La moitié droite entière de la langue est sensible aux goûts du sucre et du sel. La moitié gauche ne perçoit pas ces goûts. Tout le voile est insensible aux mêmes goûts.

Odorat. — L'assa fœtida est senti par la fosse nasale droite et non par la fosse nasale gauche.

(Examen du 11 octobre 1886.)

Bouche. — La muqueuse de la langue, du plancher de la bouche, de la joue, de la voûte palatine, du palais et du pilier antérieur, est hypoesthésique du côté droit, et anesthésique du côté gauche.

Pharynx. — La paroi postérieure du pharynx et le pilier postérieur sont également hypoesthésiques à droite ; ils sont analgésiques à gauche.

Les *réflexes* (nausées) peuvent être déterminés en pressant la spatule sur la base de la langue (moitié droite), ou en touchant les piliers antérieur et postérieur droits et la paroi postérieure (moitié droite) du pharynx. Du côté gauche, la paroi postérieure du pharynx et le pilier postérieur permettent aussi de donner des nausées. Il n'en est pas de même pour le pilier antérieur gauche et pour la moitié gauche de la base de la langue. On peut frotter le premier et presser fortement la base de la langue sans provoquer de réflexes.

Fosses nasales. — La muqueuse de la fosse nasale droite est sensible au contact, à la piqûre et à la chaleur. Sa partie postérieure présente une *zone spasmogène*.

Le tiers antérieur de la fosse nasale gauche est insensible. Les deux tiers postérieurs sont sensibles au contact, à la piqûre et à la chaleur. Sur la partie postérieure du plancher et de la cloison, on trouve également une zone spasmogène.

Si on fait sentir à la malade de l'ammoniaque par la fosse nasale droite, on voit éclater une crise presque soudainement; par la fosse nasale gauche, la crise ne survient qu'au bout de quelques secondes.

La *sensibilité des arrière-fosses nasales* est conservée à droite et abolie à gauche.

La *sensibilité du larynx*, au contact, paraît un peu diminuée dans toutes ses parties.

Conduits auditifs et tympans. — La sensibilité du conduit auditif et du tympan droits est intacte au contact, à la piqûre et à la brûlure.

Le speculum provoque de la toux réflexe.

Quant au conduit auditif gauche, il est insensible dans sa partie cartilagineuse et sensible dans sa partie osseuse, pour toutes les sensations.

Le *tympan* gauche est hypoesthésique, son attouchement ne donne pas lieu à des bourdonnements.

Cathétérisme des trompes. — Avant de pratiquer le cathétérisme, nous suggérons à la malade de ne pas avoir de crise convulsive, car nous craignons que la sonde sur son passage puisse exciter les zones spasmogènes nasales.

Nous commençons par la trompe gauche, et nous la trouvons libre. La malade sent cette fois-ci l'air insufflé, mais ne l'entend pas.

Nous essayons de faire le cathétérisme vrai avec la bougie en celluloïde, mais à peine constatons-nous par la marque faite sur la bougie que son extrémité a franchi la sonde et est entrée dans la trompe, que la malade est prise de l'aura d'une attaque.

Nous n'insistons pas et nous retirons aussitôt la sonde et la bougie, sachant bien que, toutes les fois que la malade ressent l'aura, l'attaque ne tarde pas à venir si l'on continue à presser sur la zone excitée.

Le cathétérisme de la trompe droite est impossible, car le passage de la sonde à travers la fosse nasale droite occasionne une attaque, malgré la suggestion.

Conjonctives et cornées. — La conjonctive de la paupière inférieure et de la sclérotique de l'œil droit est hypoesthésique.

La conjonctive de la paupière supérieure du même œil est presque anesthésique au contact, à la piqûre et à la brûlure.

La conjonctive des paupières et de la sclérotique de l'œil gauche est anesthésique complète. La cornée droite est sensible au contact. La cornée gauche est fortement hypoesthésique.

Vue. — Les champs visuels des deux yeux sont rétrécis : 30 à 40° pour l'œil droit et 25 à 35° pour l'œil gauche. La malade confond souvent le bleu et le vert.

Ouïe. — L'examen fait le 11 octobre donne le même résultat que celui du 11 août. Cette fois-ci, nous remarquons encore que l'oreille droite entend la montre et surtout l'acoumètre et la voix chuchotée au delà de la limite normale, car elle perçoit la montre au delà de 1 mètre, et l'acoumètre de Politzer et la voix chuchotée au delà de 20 mètres.

Les diapasons ut_2, ut_3, ut_4 et ut_8 et les sons du sifflet de Galton sont bien perçus par l'oreille droite.

L'expérience de *Rinne*, faite avec les mêmes diapasons, donne un résultat positif pour l'oreille droite. L'audition de l'oreille gauche est absolument nulle.

Goût. — Le sel, le sucre, le vinaigre et le sulfate de quinine sont goûtés sur toute la moitié droite de la langue, de la voûte et du voile, et sur la muqueuse de la joue droite.

Leur goût est aboli sur la moitié gauche de toutes ces parties.

La malade confond parfois le goût du sel avec celui du vinaigre.

Odorat. — L'assa fœtida, les clous de girofle, la vanille et le safran sont bien sentis par la narine droite et non par la narine gauche.

(Examen du 30 janvier 1887.)

L'anesthésie de la peau, des muqueuses et des organes des sens est restée la même qu'à l'examen précédent. Pour le *goût*, il faut cependant noter que la muqueuse de la joue droite ne perçoit plus les substances sapides tandis que la moitié droite de la voûte, du voile du palais et de la langue est sensible aux différents goûts comme auparavant.

ÉTATS HYPNOTIQUES

A. *Etat cataleptoïde.* — La malade est facilement hypnotisable par les moyens ordinaires (fixation du regard sur un objet brillant, injonction pure et simple, etc.) et par l'excitation des zones hypnogènes.

B. *État léthargique.* — La malade possède une zone léthargogène au-dessus du sein gauche et une zone léthargofrénatrice au-dessous du sein droit.

Attaques convulsives. — Les attaques convulsives sont ou *spontanées* ou *provoquées*. Les attaques spontanées survenaient au début presque tous les jours, plus tard elles sont devenues plus rares.

Les attaques peuvent être *provoquées* par l'excitation des *zones spasmogènes extérieures* et des *muqueuses* ou par l'excitation de la *rétine*. La malade a une zone spasmogène assez superficielle dans la région ovarienne gauche et une zone spasmofrénatrice profonde dans la région ovarienne droite. Nous avons déjà décrit les zones spasmogènes de la muqueuse nasale et de l'orifice de la trompe gauche (1).

Ajoutons seulement que nous avons réussi avec une solution de chlorhydrate de cocaïne (1/10) à rendre insensible la zone de la fosse nasale gauche tandis que la zone de la fosse nasale droite fut excitée par l'application elle-même de ce remède, bien que l'application fût faite avec beaucoup de précaution.

Quant à l'excitation de la rétine, nous l'avons produite en faisant trembloter sur les pupilles les rayons réfléchis par un miroir concave.

La malade s'endort presque immédiatement, puis si on continue, une attaque convulsive éclate. Parfois la malade tombe en léthargie.

Suggestions. — La malade accepte à l'état de veille et à l'état cataleptoïde toutes sortes de suggestions. Nous citons seulement celles qui ont trait à l'*abolition des réflexes des muqueuses.*

Si on donne à la malade la suggestion de ne plus avoir des nausées à l'attouchement de l'arrière-gorge, il faut titiller et frotter longtemps le voile du palais, les piliers et la paroi postérieure du pharynx, pour provoquer des nausées, bien que la malade sente le contact de la sonde comme auparavant. Mais dès qu'on touche les aryténoïdes, il survient des nausées et de la toux.

Si on donne à la malade la suggestion de ne plus tousser quoi qu'on puisse faire, l'attouchement de la muqueuse laryngée, voire même des aryténoïdes, ne produit pas de toux réflexe.

(1) L'existence des zones spasmogènes nasales explique peut-être l'explosion de la première crise, qui est survenue après des aspirations d'éther (voir les antécédents personnels).

Mais si l'on frotte le conduit externe droit, la toux réflexe apparaît, malgré les suggestions répétées.

Transfert. — Nous avons produit le transfert, au bout de dix à quinze minutes, par l'application de pièces d'or sur l'avant-bras gauche. Avant que le transfert eût commencé, l'hémianesthésie gauche, qui chez la malade n'est pas totale, devenait d'abord totale, c'est-à-dire que les plaques sensibles du côté hémianesthésique devenaient d'abord insensibles. Puis le transfert se produisait, mais les plaques ordinairement sensibles du côté anesthésique, devenues au début de l'expérience insensibles, resistaient le plus longtemps au transfert.

Les muqueuses et les organes des sens subissaient tous le transfert presque en même temps.

Après le transfert, l'hémianesthésie du côté droit était totale.

Nous avons aussi produit le transfert en remplissant de *mercure* le *conduit auditif gauche*. Le transfert était complet au bout d'une minute et demie.

OBSERVATION IV.

Paule C..., vingt ans, modiste.

Antécédents héréditaires. — Père violent. Deux cousines germaines de sa mère sont sujettes à des crises de nerfs.

Antécédents personnels. — Pendant la première enfance, Paule a eu des convulsions. A huit ans, scarlatine, rougeole et croup; apparition des règles à dix ans et demi. A seize ans, troubles de la menstruation, hémoptysies; à dix-huit ans, premières attaques de sommeil et de convulsions à l'occasion de l'enterrement de sa mère. De dix-huit à vingt ans, accidents hystériques très variés. (Aphonie, paralysie des membres droits, etc.)

Durant dix-huit mois, épistaxis fréquentes et répétées. Dès le commencement de sa maladie, le goût et l'odorat sont affaiblis. Depuis la même époque, elle a de temps en temps des bourdonnements (sifflements) qui ont augmenté dans les deux dernières années. L'ouïe a toujours été bonne.

Fonctions organiques. — La malade est d'une constitution robuste. Masses musculaires bien développées. Teint pâle. L'appareil respiratoire ne présente aucun trouble permanent. Des palpitations du cœur très intenses précèdent souvent les crises convulsives. Les poumons n'offrent rien d'anormal, toutefois la malade a souvent des quintes de toux sèche, de la dyspnée, des hémoptysies. Appareil digestif : Nausées et vomissements alimentaires. Vomissements de sang fréquents, constipation opiniâtre. Organes génitaux : Menstruation très irrégulière et accompagnée de crises de coliques utérines.

Etat anatomique des muqueuses. — Les muqueuses sont pâles. La muqueuse des fosses nasales est atrophiée surtout du côté droit, et couverte de muco-pus. Un peu en avant de l'orifice postérieur droit, la fosse nasale droite est en grande partie obstruée par une membrane ayant un petit orifice en haut et un plus grand en bas. Cette membrane est ou congénitale ou peut-être une adhérence cicatricielle due à l'emploi de tampons imbibés de perchlorure de fer concentré et laissés en place très longtemps à l'occasion d'une forte hémorragie, car la malade dit qu'autrefois elle respirait bien par la narine droite, tandis que depuis qu'on lui fait ces tamponnements la respiration de ce côté se trouve gênée.

Les tympans sont déprimés et ternes. Les trompes sont peu libres.

Sensibilité cutanée. — La malade se plaint de douleurs spontanées persistantes occupant presque toute la surface du corps, mais plus fortes du côté gauche que du côté droit. Il y a en outre constamment des douleurs profondes de la région ovarienne gauche et du sein gauche.

La sensibilité cutanée est normale sur toute la moitié gauche du corps, abolie au contraire sur toute la moitié droite. — L'hémianesthésie droite est *totale* et *complète* : *totale*, en ce sens qu'elle s'étend également sur les membres du côté droit et sur la moitié droite du tronc, du cou, de la face et de la tête (excepté cependant le lobule de l'oreille droite et le mamelon) ; *complète*, en ce sens que toutes les perceptions sensitives (contact, piqûre, chatouillement, température) sont abolies.

ANESTHÉSIE DES MUQUEUSES ET DES ORGANES DES SENS

La malade ressent par périodes des douleurs spontanées sur la muqueuse de la joue gauche et dans la gorge. De temps en temps elle éprouve aussi des douleurs vives au fond des oreilles.

Bouche. — Le chatouillement de la muqueuse de la moitié *gauche* des *lèvres* est très vivement perçu, et il provoque des réflexes énergiques. Le chatouillement de la moitié droite ne donne lieu à aucune sensation et à aucun réflexe.

Tout le côté droit de la muqueuse buccale (langue, plancher, joue, gencives, voûte palatine, voile du palais, piliers et paroi postérieure du pharynx) est *insensible* au contact, à la piqûre et à la chaleur, mais le côté gauche n'est pas totalement *sensible* (1).

Le plancher, les deux tiers antérieurs de la langue, les gencives, la muqueuse de la joue et le bord gingival de la voûte palatine du côté gauche, ont gardé leur sensibilité à peu près intacte, mais le tiers postérieur de la langue, le reste de la voûte, le voile du palais et la paroi postérieure du pharynx, sont insensibles pour toutes les sensations (contact, piqûre, chaleur).

On peut traverser de part en part la moitié droite de la langue sans que la malade s'en aperçoive, tandis que la moindre piqûre pratiquée sur la moitié gauche (deux tiers antérieurs) détermine une vive douleur.

En appuyant fortement avec une sonde sur un point limité du tiers moyen gauche de la langue, on détermine de la nausée. Toutes les autres parties de la bouche et du pharynx (voile, pilier, paroi postérieure du pharynx) ne donnent lieu à aucun réflexe.

L'entrée du larynx se montre insensible au toucher avec une sonde.

Etant donnée l'anesthésie complète de toute l'arrière-bouche (base de la langue, voile du palais, paroi postérieure du pharynx) et de l'entrée du larynx, on peut enfoncer le doigt dans la gorge, frictionner l'épiglotte ou pénétrer dans l'orifice supérieur du larynx sans provoquer ni douleur ni nausée.

La *muqueuse du larynx* paraît, au premier examen, insensible sur toutes ses parties. A un examen ultérieur on découvre à l attouchement avec la sonde une zone spasmogène du larynx. Il est difficile de la localiser exactement, car Paule relève très peu l'épiglotte, mais la zone paraît siéger au niveau de la bande ventriculaire droite.

Fosses nasales. — Le côté *droit* est insensible dans ses parties antérieures. L'écartement du *speculum nasi* n'est pas senti.

La partie postérieure des cornets inférieur et moyen et de la cloison et l'adhérence membraneuse qui recouvre l'orifice postérieur sont sensibles et le siège d'une zone spasmogène.

Sur le côté *gauche*, la muqueuse est hyperesthésique au contact,

(1) La sensibilité faradique (courant de moyenne intensité) est abolie sur le côté droit de la langue, tandis qu'elle est conservée sur le côté gauche. Après cinq à dix secondes de faradisation, la sensibilité revient sur les parties anesthésiques de la langue.

à la piqûre et à la brûlure, et occupée presque entièrement par une zone spasmogène.

Si on fait aspirer par la narine gauche, pendant quelques secondes, de l'ammoniaque, on provoque une attaque convulsive.

Il n'en est pas de même pour la fosse nasale droite.

Les *arrière-fosses nasales* sont absolument insensibles au contact. On peut avec une sonde convenablement courbée toucher successivement toutes les parties du pharynx nasal sans que la malade le sente. Toutefois on provoque des fréquents mouvements de déglutition qui empêchent de laisser longtemps en place le miroir pharyngé.

En pratiquant le cathétérisme des trompes, la sonde, après avoir franchi les foses nasales, peut être retournée sans que la malade le sente au fond du nez. Les trompes sont obstruées.

Le *conduit auditif* et le *tympan droits* sont complètement anesthésiques. Ceux de l'oreille gauche sont normalement sensibles. A l'attouchement du tympan la malade entend un bruit de souffle.

La *conjonctive* droite est anesthésique et la *cornée* du même œil est hypoesthésique.

La *conjonctive* et la *cornée* gauches ont une sensibilité normale.

Vue. — Pas de daltonisme.

Les champs visuels sont égaux des deux côtés et un peu rétrécis. Leur rayons mesurent en moyenne de 50° à 60°.

Goût. — Sucre : n'est senti que par le bord antérieur gauche de la langue. Le reste de la langue et toute autre partie de la bouche se montrent insensibles au goût du sucre.

Sel : senti par le bord antérieur gauche de la langue, mais sur une surface plus grande que celle sensible au sucre, et par le bord gingival gauche de la voûte.

Vinaigre : Les points de la langue percevant le vinaigre sont les mêmes que ceux qui sentent le *sel*; mais le bord gingival gauche de la voûte se montre insensible ; par contre, le pilier antérieur gauche du voile et quelques points de la muqueuse de la joue gauche goûtent le vinaigre.

Le sulfate de quinine n'est perçu que par les deux tiers antérieurs de la langue (moitié gauche) et par la muqueuse de la joue gauche.

(Examen du 10 novembre.) Sucre : Indistinctement goûté sur le bord antérieur gauche de la langue; sel et vinaigre : goûtés sur le bord antérieur gauche de la langue seulement; sulfate de quinine : goûté sur les deux tiers antérieurs de la langue (moitié gauche).

(Examen du 3 décembre.) — Même résultat.

Odorat. — L'assa-fœtida, l'odeur de rose, de vanille, de safran, etc., ne sont sentis par aucune narine.

Ouïe. — L'ouïe est très légèrement diminuée des deux côtés.

La perception cranio-tympanienne à la montre et à l'acoumètre de Politzer est bonne.

Les diapasons (ut_2 ut_3, ut_4, ut_5) placés sur le vertex sont aussi bien entendus d'une oreille que de l'autre.

L'expérience de *Rinne*, faite avec les mêmes diapasons, donne un résultat positif pour les deux oreilles.

La perception aérienne à la montre et à l'acoumètre est un peu diminuée du côté droit.

Celle de la voix chuchotée est affaiblie pour les deux oreilles.

Ainsi l'oreille droite entend la montre à 90 centimètres et l'acoumètre à 8 mètres, tandis que l'oreille gauche les perçoit à 1 mètre et à 12 mètres.

La voix chuchotée est entendue par l'oreille droite comme par l'oreille gauche à une distance de 7 mètres seulement.

L'oreille droite est sourde pour les sons les plus aigus du sifflet de Galton ; l'oreille gauche les entend.

L'orientation auditive est normale.

Si on examine chaque oreille à part, on trouve que l'oreille droite avec son tympan complètement anesthésique oriente aussi bien, ou pour mieux dire, pas plus mal que l'oreile gauche.

Si l'on fait vibrer les différents diapasons devant l'oreille gauche, Paule tombe en *état cataleptoïde*, les yeux fermés. Du côté opposé rien ne se produit.

Si l'on fait vibrer les mêmes diapasons devant l'oreille droite, la malade étant en état cataleptoïde se réveille. La malade est réveillée par une intensité des sons rendus par les diapasons, moindre que celle qui est nécessaire pour la mettre en état cataleptoïde.

A cause de ces phénomènes on avait soin, avant de pratiquer l'examen de l'ouïe, de lui défendre par suggestion de tomber en état cataleptoïde à l'audition des diapasons ou de l'acoumètre.

Des bruits très forts provoquent à la longue des crises convulsives.

Transfert. — L'aimant, l'or, l'argent, le cuivre, etc. appliqués sur un point quelconque du côté droit du corps déterminent le transfert de la sensibilité de la peau, des muqueuses et des organes des sens, des zones extérieures et des zones des muqueuses.

Nous avons produit le transfert par l'application d'une pièce d'or sur la muqueuse buccale (entre l'arcade dentaire et la joue droite). Il se faisait plus lentement que par application sur la peau.

ÉTATS HYPNOTIQUES

A. *Etat cataleptoïde.* — La malade est facilement hypnotisable par les moyens usuels et par l'excitation des zones hypnogènes.

La sensibilité de la peau et des muqueuses est la même qu'à l'état de veille. L'application des différents métaux, surtout de l'or et de l'argent, produit d'abord une brûlure très vive, à laquelle ne tarde pas à succéder, si on ne fait pas cesser le contact du métal, une attaque convulsive très violente.

La malade est, en état cataleptoïde, très sensible à la prise des sens, surtout de la vue et de l'ouïe.

Suggestions. — Paule accepte à l'état cataleptoïde toutes sortes de suggestions, entre autres celles concernant la vue, le goût et l'ouïe.

Nous lui avons suggéré, par exemple, d'être *sourde* de l'oreille gauche.

Après l'avoir réveillée, on fait entendre à l'oreille gauche, l'oreille droite étant bouchée, une montre, des diapasons, on lui parle dans l'oreille, elle ne perçoit pas les sons et les diapasons ne la mettent pas en état cataleptoïde. La perception craniotympanienne est aussi abolie pour la moitié gauche du crâne.

Dès qu'on dépasse la ligne médiane en empiétant sur la moitié droite, elle dit entendre les sons des diapasons.

De plus, tous les bruits ou sons qu'on produit dans la chambre, à gauche de la malade, ne sont pas perçus bien que l'oreille droite ne soit plus bouchée.

Le prolongement du plan médian du corps donne la limite presque exacte des points d'où les différents bruits ou sons sont perçus ou non. En frappant par exemple avec un marteau, sur une cloison en bois qui se trouve derrière la malade, sur une distance de 3 à 4 mètres, la malade ne dit : « J'entends » que lorsqu'on frappe la partie de la cloison qui correspond à sa moitié droite. Au fur et à mesure qu'on fait tourner la tête de la malade, on déplace la ligne qui sépare les parties sonores des parties non sonores (non sonores pour la malade).

Cette ligne varie parfois de quelques centimètres, mais ces erreurs sont dans la limite de l'orientation normale de l'ouïe.

La suggestion d'être sourde d'une oreille produisait donc non seulement la surdité d'une oreille, mais aussi une sorte d'*hémianacousie* de l'autre oreille.

B. *Etat léthargique.* — L'état léthargique spontané est rare. Il peut être provoqué par excitation d'une zone léthargogène.

Attaques convulsives. — Elles sont *spontanées* ou *provoquées.*

Les attaques *spontanées*, très fréquentes au début de sa maladie, sont devenues plus rares. Elles peuvent être provoquées par l'excitation des *zones spasmogènes extérieures et des muqueuses.*

Les zones spasmogènes extérieures sont assez nombreuses.

Nous avons déjà décrit les zones des muqueuses qui occupent les fosses nasales et le larynx. Remarquons encore que le chlorhydrate de cocaïne en solution de 1/10 ne rendait pas les zones nasales complètement insensibles.

OBSERVATION V

Albertine M..., trente-un ans.

Antécédents. — Elle n'a jamais connu ses parents. A trois ans, fièvre typhoïde. A sept ans, croup qui nécessita la trachéotomie. La menstruation s'établit à dix-sept ans.

Elle devient la maîtresse d'un négociant chez lequel elle est placée. Les rapports douloureux étaient suivis d'un agacement général. En février 1881, à l'âge de vingt-cinq ans, après une scène de jalousie, elle a eu sa première attaque convulsive avec perte de connaissance. Depuis lors, elle a eu cinq ou six attaques par jour, parfois même davantage, qui la firent entrer dans le service de M. le professeur Pitres, au mois de décembre 1881. La malade a été, pendant ces cinq ans, le sujet d'une étude approfondie et son observation se trouve dans plusieurs thèses (1).

Nous en donnerons les principaux traits en insistant seulement sur nos examens des muqueuses et des organes des sens.

Les *fonctions organiques* s'acccomplissent régulièrement.

(1) Gaube. — *Loc. cit.*, p. 16-27.
Dichas. — Etude de la mémoire dans ses rapports avec le sommeil hypnotique (*Thèse de Bordeaux*, 1887).

Muqueuses. — La muqueuse nasale est légèrement hypertrophiée. Dans la fosse nasale gauche, on aperçoit sur le milieu du bord libre du cornet moyen une saillie venant toucher la cloison. Cette saillie est recouverte avec la muqueuse normalement colorée.

La consistance n'a pas pu être recherchée à cause des zones spasmogènes excessivement sensibles qui occupent toute la cavité nasale.

La muqueuse des *aryténoïdes* est légèrement tuméfiée.

Le *tympan* gauche est couvert en partie de pus. Dans son segment postérieur, on entrevoit par places la membrane du tympan qui est rouge et gonflée. En bas et en arrière existe une perforation de la grosseur d'une tête d'épingle, dont les bords sont libres et enflammés. La suppuration cesse pendant des temps plus ou moins longs pour revenir après. Les poussées aiguës sont accompagnées de vives douleurs et parfois d'états hypnotiques et de crises convulsives spontanées. Après une de ces poussées, nous avons constaté l'apparition de zones à effets successifs dans le conduit et sur le tympan.

La malade a souffert aussi, au mois de novembre, pendant quelques jours d'une otite externe aiguë de l'oreille droite, occasionnant de vives douleurs. Pendant ce temps, elle fut prise d'attaques hystériques fréquentes qui ont disparu après la guérison de l'otite externe. En pansant l'oreille, nous avons constaté également des zones à effets successifs, excitables par une simple injection d'eau boriquée tiède.

Anesthésie cutanée. — La malade est hémianesthésique gauche. A certaines périodes, la face entière devient sensible. Il existe des zones douloureuses des deux côtés du corps.

ANESTHÉSIE DES MUQUEUSES ET DES ORGANES DES SENS

Sens spéciaux. (Examen fait en 1882) (1). — « Ils sont normaux à » droite. A gauche, la vision est affaiblie. L'*ouïe* est obtuse ; le » tic-tac d'une montre n'est entendu qu'à 15 centimètres. L'*odorat* » (ammoniaque, chloroforme) et le goût (acide acétique et sel » marin) sont presque abolis. A gauche, les *muqueuses* oculaires, » olfactives, auditives et buccales (joues, voûte et voile du palais), » ainsi que la muqueuse vulvaire sont insensibles. Toute la » langue est anesthésique. »

(1) Gaube. — *Loc. cit.*, p. 19.

(Examen du 5 novembre 1886.)

Presque toute la face est sensible.

La muqueuse de la *bouche* et du *pharynx* est sensible au contact, à la piqûre et à la brûlure sur toutes ses parties sauf sur la joue gauche qui est insensible aux mêmes modes de sensibilité.

Les réflexes (nausées) de l'arrière-gorge sont très vifs.

La muqueuse *nasale* est très hyperesthésique. Après un seul et léger attouchement de l'entrée des fosses nasales, la malade se sent agacée, énervée et elle s'oppose énergiquement à ce que nous nous approchions de nouveau avec la sonde. Lorsque nous insistons, elle nous menace de coups. De même, elle refuse d'aspirer pendant quelques instants des agents chimiques (ammoniaque, acide acétique).

Nous mettons Albertine à l'état cataleptoïde, dans lequel il nous est possible de toucher la muqueuse des cornets. Chaque attouchement de n'importe quel point des cavités nasales est suivi d'une crise convulsive très intense.

Larynx. — La sensibilité paraît normale sur toutes les parties.

On provoque facilement des nausées et de la toux réflexe.

Pas de zones hystérogènes.

Arrière-fosses nasales. — Les réflexes vifs de l'arrière-gorge rendent très difficile le toucher de ces parties avec une sonde guidée par le miroir pharyngé. Nous introduisons la sonde sans miroir, mais à peine l'avons-nous fait passer entre le voile du palais relevé en haut et en arrière et la paroi pharyngée postérieure que la malade tombe en léthargie. Nous la réveillons en pressant sur sa zone léthargofrénatrice (ovaire gauche) et nous voulons continuer nos examens lorsque nous constatons que, maintenant, toute la partie de la bouche qui se trouve en dedans des arcades dentaires et tout le pharynx sont devenus le siège d'une *zone à effets successifs* qui, touchée légèrement, fait tomber la malade à l'état cataleptoïde, les yeux ouverts, avec ou sans contracture des muscles de la face et du tronc; touchée plus fortement, cette zone provoque la léthargie et plus fortement encore fait naître des crises convulsives.

Maintenant, l'examen laryngoscopique devient très difficile, car si on appuie le miroir laryngien contre le voile ou si l'on touche une partie quelconque de l'arrière-bouche, la malade tombe en état cataleptoïde avec contracture.

Nous la prions de se pincer la langue entre les dents ou de mettre une noix dans la bouche et de la presser contre la voûte palatine et aussitôt l'état cataleptoïde ou léthargique survient.

Conjonctives palpébrales et scléroticales bien sensibles. — Leur attouchement énerve la malade.

Conduits auditifs externes et tympans. — *Conduit droit :* sensible au contact, à la piqûre et à la brûlure. Le fond est rempli de cérumen et de déchets épithéliaux.

Conduit gauche : sensible au contact à la piqûre et à la brûlure.

Goût. — Le sel, le sucre, le vinaigre, le sulfate de quinine sont goûtés et reconnus par toute la moitié droite de la langue, tandis que la moitié gauche et tout le voile ne les goûtent pas.

Odorat. — L'assa fœtida est sentie des deux côtés comme quelque chose de désagréable.

Les différentes essences (violettes, roses, verveine) et les clous de girofle sont sentis des deux côtés sans que la malade puisse reconnaître les odeurs.

Ouïe. — La perception cranio-tympanienne à la montre est nulle; à l'acoumètre, elle est bonne des deux côtés.

La perception aérienne à la montre se fait à 5 centimètres des deux oreilles; à l'acoumètre à 60 centimètres à droite, 45 centimètres à gauche; à la voix à 3m50 à droite et à 2 mètres à gauche. Les diapasons (la_2 et. sol_3) mis sur la tête (en évitant les zones du crâne) ou entendus par l'air, mettent la malade en état cataleptoïde. En faisant vibrer les diapasons plus fort on provoque la léthargie.

(Examen du 27 novembre 1886.)

Tout le corps est hémianesthésique gauche.

La *muqueuse buccale et pharyngée* est sensible du côté *droit* pour tous les modes de la sensibilité.

Du côté *gauche* elle est insensible, sauf le tiers postérieur de la langue, le voile du palais, le pharynx et le plancher de la bouche.

Des *zones à effets successifs* n'existent que sur toutes les parties sensibles de la bouche qui sont en dedans des arcades dentaires. Les parties qui depuis le dernier examen sont devenues insensibles n'offrent plus de zones.

La muqueuse *nasale* a gardé son hyperesthésie.

La muqueuse du *larynx* dont l'examen est rendu plus difficile par la présence des zones hystérogènes de l'arrière-gorge offre une sensibilité normale.

Le *conduit auditif gauche* est sensible et occupé par des points hyperalgésiques.

L'oreille *droite* est le siège d'une otite externe aiguë dont nous avons parlé plus haut.

Goût. -- Le sel, le sucre et le vinaigre sont goûtés sur toute la moitié droite de la langue, sur le tiers postérieur gauche et sur tout le voile. Le sulfate de quinine est perçu sur les mêmes parties, mais ce goût l'exaspère et, après quelques secondes, elle tombe en état cataleptoïde, les yeux ouverts.

Goût électrique et sensibilité électrique de la langue et du voile du palais. – A l'examen unipolaire et bipolaire, la malade ressent sur toute la moitié droite et le tiers postérieur gauche de la langue et sur tout le voile du palais, du picotement et un goût électrique; en même temps survient de la salivation plus ou moins abondante. L'examen du tiers postérieur de la langue et du palais provoque encore des nausées. Sur les deux tiers antérieurs de la langue, par contre, la galvanisation ne produit que du picotement et de la salivation.

Voici les intensités du courant en milliampères auxquelles apparaissaient les sensations indiquées sur les différentes parties :

EXAMEN UNIPOLAIRE (*pôle positif*).

Parties de la langue et du voile du palais examinées.	Intensités du courant en milli-ampères	Sensations et phénomènes provoqués.
LANGUE : Bord du tiers antérieur droit	0,5	Picotement, goût fade et amer, salivation.
— Bord du tiers antérieur gauche	1	Picotement, salivation.
— Milieu du tiers antérieur droit	2	Picotement, goût, salivation.
— Milieu du tiers antérieur gauche	3	Picotement, salivation.
— Bord du tiers moyen droit	1	Picotement, goût, salivation.
— Bord du tiers moyen gauche	1,5	Picotement, goût, salivation.
— Milieu du tiers moyen droit	1,5	Picotement, goût, salivation.

— Milieu du tiers moyen gauche	3,5	Picotement, salivation.
— Tiers postérieur droit...	0,25	Goût, picotement, salivation et nausées.
— — — gauche	0,5	Goût, picotement, salivation et nausées.
VOILE DU PALAIS : Moitié droite...	1	Goût, picotement, salivation et nausées.
— — — gauche.	3	Goût, picotement, salivation et nausées.

EXAMEN BIPOLAIRE

Parties de la langue et du voile du palais examinées.	Intensités du courant en milli-ampères	Sensations et phénomènes provoqués.
LANGUE : Bord du tiers antérieur droit......................	0,5	Goût amer, picotement, salivation.
— Bord du tiers antérieur gauche	0,5	Picotement, salivation.
— Milieu du tiers antérieur droit.....................	1	Goût amer, picotement, salivation.
— Milieu du tiers antérieur gauche	1,5	Picotement et salivation.
— Bord du tiers moyen droit.....	0,5	Goût amer, picotement, salivation.
— Bord du tiers moyen gauche	1	Picotement, salivation.
— Milieu du tiers moyen droit.....................	1	Goût amer, picotement, salivation.
— Milieu du tiers moyen gauche	1,5	Picotement, salivation.

Tiers postérieur droit...	0,5	Goût amer, salivation et nausées.
— — — gauche	0,5	Goût amer, salivation et nausées.
VOILE DU PALAIS : Moitié droite...	0,5	Goût amer, salivation et nausées.
— — — gauche.	0,5	Goût amer, salivation et nausées.

(Examen du 4 décembre 1886.) — L'anesthésie cutanée et des muqueuses est la même qu'à l'examen précédent.

Le *conduit* et le *tympan* droit sont sensibles et le siège d'une zone à effets successifs.

Le *conduit* gauche est insensible sur sa partie cartilagineuse et sensible sur sa partie osseuse.

Cette dernière et le tympan gauche (offrant une myringite avec perforation) sont également le siège d'une zone à effets successifs.

Attaques convulsives spontanées ou provoquées. — Les attaques spontanées sont devenues fort rares. Nous avons dit plus haut que leur apparition coïncidait parfois avec l'inflammation des oreilles.

Les attaques peuvent être provoquées par pression sur les zones spasmogènes, ou par une excitation forte des zones à effets successifs, dont les unes sont extérieures et les autres siègent sur les *muqueuses.*

Nous avons déjà décrit ces dernières. L'application du chlorhydrate de cocaïne en solution faible sur la partie antérieure de la langue diminue l'excitabilité de la zone qui existe sur ce point.

Etats hypnotiques. — On trouve chez Albertine au moins trois états hypnotiques très distincts, que l'on peut reproduire très facilement par la pression successive des zones à effets multiples.

La description de chacun de ces états nous mènerait trop loin.

De même il serait trop long d'énumérer les *phénomènes psychiques* fort intéressants que présente la malade.

On les trouvera décrits dans les observations de M. le professeur Pitres qui seront publiées prochainement.

OBSERVATION VI.

Marie-Louise F..., vingt-deux ans :

Antécédents héréditaires. — Père violent, non alcoolique; mère sujette à des crises de nerfs suivies de contractures.

Antécédents personnels. — Marie-Louise a eu la scarlatine à huit ans et la fièvre typhoïde à dix ans. Après la convalescence de sa fièvre typhoïde elle a commencé à avoir des épistaxis fréquentes, qui se sont répétées deux fois par jour pendant une année consécutive. Ces épistaxis ont cessé à onze ans, après l'établissement des règles.

Quelques hémoptysies et toux sèche persistante. A seize ans et demi, en 1881, première attaque convulsive précédée d'une aura ovarienne et ayant duré huit heures. Cette première attaque est suivie d'autres semblables quotidiennes d'abord, puis hebdomadaires.

Grossesse à dix-sept ans, — trois tentatives de suicide. Crises nerveuses fréquentes qui nécessitent son entrée à l'hôpital Saint-André dans le service de M. le professeur Pitres (28 mai 1884).

ÉTUDE DE LA MALADE DANS LE SERVICE

Fonctions organiques. — Marie-Louise est d'apparence robuste. Elle ne présente aucune trace de scrofule ni de rachitisme. Cœur et poumons sains.

Etat anatomique des muqueuses. — La bouche, le pharynx et le larynx n'offrent rien d'anormal. La fosse nasale gauche est couverte de croûtes sèches. La muqueuse des cornets est atrophiée.

La muqueuse de la fosse nasale droite est saine. Tympans normaux, trompes libres.

Sensibilité cutanée. — La malade est *analgésique sur toute la peau.*

SENSIBILITÉ DES MUQUEUSES ET DES ORGANES DES SENS

(Examen du 14 décembre 1886.)

Muqueuse buccale et pharyngienne. — Toute la muqueuse de la bouche et du pharynx est analgésique. On peut la brûler et la piquer dans toutes ses parties sans que la malade sente la moindre douleur. Le contact est bien perçu partout, sauf sur les 2/3 postérieurs droits de la langue où le contact est moins bien senti que sur les autres parties de la bouche et du pharynx.

La sensibilité de la langue au *courant faradique* est diminuée.

Pour une même intensité du courant inducteur, le courant induit maximum de la bobine à gros fils n'était pas senti, tandis que le courant induit de la bobine à fils fins était senti à une distance de 9 centimètres de la bobine inductrice (1).

La sensibilité au *courant galvanique* se montre également diminuée sur la langue et sur le voile du palais, que nous avons examinés en recherchant le goût électrique.

EXAMEN UNIPOLAIRE. (*pôle positif*).

Parties de la langue et du voile du palais examinées.	Intensités du courant en milliampères	Sensations et phénomènes provoqués.
LANGUE : Bord du tiers antérieur droit	4	Picotement.
— Bord du tiers antérieur gauche	5	
— Milieu du tiers antérieur droit	6	
— Milieu du tiers antérieur gauche	6	
— Bord du tiers moyen droit	7,5	La malade tombe en état cataleptoïde.
— Bord du tiers moyen gauche	4	
— Milieu du tiers moyen droit	8	Picotement.
— Milieu du tiers moyen gauche	7	
— Tiers postérieur droit	5	Chatouillement, salivation.
— — — gauche	6	Chatouillement, pas de salivation, la malade tombe en état cataleptoïde.
VOILE DU PALAIS : Moitié droite	6	Picotement.
— — — gauche.	5,5	

(1) Nous nous sommes servi de la bobine à chariot de Gaiffe.

EXAMEN BIPOLAIRE

Parties de la langue et du voile du palais examinées.	Intensités du courant en milliampères	Sensations et phénomènes provoqués.
LANGUE : Bord du tiers antérieur droit	6	Picotement.
— Bord du tiers antérieur gauche	4,5	Picotement.
— Milieu du tiers antérieur droit	7	Picotement.
— Milieu du tiers antérieur gauche	5,5	Picotement.
— Bord du tiers moyen droit	9	Picotement.
— Bord du tiers moyen gauche	4,5	La malade est prise d'une crise convulsive.
— Milieu du tiers moyen droit	11	Picotement.
— Milieu du tiers moyen gauche	12	Picotement.
— Tiers postérieur droit.	12	Picotement et salivation.
— — — gauche	11	Picotement et salivation.
VOILE DU PALAIS : Moitié droite...	7	Picotement.
— — — gauche.	7	Picotement.

Remarquons encore que la malade n'avait la sensation du goût électrique sur aucune de ces parties, ni à l'examen unipolaire ni à l'examen bipolaire, avec les intensités du courant employées.

Le souffle électrique ne modifie pas la sensibilité de la langue, mais il la contracture.

Des étincelles de 3 centimètres qu'on tire sur la partie antérieure de la langue ne sont pas senties, mais elles provoquent une forte salivation et des contractions très vives de la langue.

Des étincelles de 5 centimètres rendent au bout de cinq minutes la langue sensible à la piqûre, à la brulûre et aux étincelles elles-mêmes.

Une pièce d'or appliquée sur la langue pendant cinq minutes ne modifie pas sa sensibilité.

Réflexes (nausées). — Si l'on touche la paroi postérieure du pharynx buccal ou les piliers postérieurs du voile du palais, ou qu'on titille ce dernier, on voit survenir des nausées assez violentes.

Nous verrons plus loin que ces réflexes peuvent être presque totalement abolis par suggestion donnée à l'état de veille ou à l'état cataleptoïde. (Zones hystérogènes de la muqueuse buccale et pharyngée, voir plus loin.)

Muqueuse nasale. — *Fosse nasale droite* : La muqueuse de l'aile droite jusqu'à l'extrémité antérieure du cornet inférieur est *complètement insensible* au contact, à la piqûre et à la brûlure. L'aile droite et la conjonctive de l'œil gauche sont les seuls points des téguments de la malade qui soient frappés d'anesthésie complète. La muqueuse du cornet inférieur et la partie inférieure de la cloison sont analgésiques et hypoesthésiques au contact; le reste de la muqueuse est *analgésique*.

Fosse nasale gauche : La muqueuse des cornets est atrophiée et couverte de croûtes. Elle est *analgésique* dans toutes ses parties. (Zones hystérogènes des fosses nasales, voir plus loin.)

Réflexes. — L'attouchement de la muqueuse nasale provoque des réflexes (larmoiement, éternûment). Nous verrons plus loin que l'éternûment peut être aboli par suggestion.

La *muqueuse des arrière-fosses nasales* est analgésique. Les réflexes (nausées) sont conservés mais peuvent être abolis par suggestion.

L'examen des arrière-fosses nasales était assez difficile à cause des réflexes de l'arrière-gorge. Nous avons pu rendre facile cet examen, en abolissant les réflexes par suggestion.

Muqueuse laryngée. — La muqueuse du larynx est analgésique. La malade sent le conctact mais elle n'éprouve aucune douleur quand on lui brûle, par exemple, la surface laryngée de l'épiglotte ou la région aryténoïdienne.

Les *réflexes* (nausées et toux) sont conservés, mais on peut les faire presque complètement disparaître par suggestion.

Conjonctives et cornées. — La conjonctive droite est analgésique. La conjonctive gauche est *anesthésique*. Les cornées sont analgésiques. La piqûre des conjonctives provoque du larmoiement.

Conduits auditifs externes et tympans. — Les conduits auditifs et les tympans droits et gauches sont analgésiques.

La compression même assez forte de l'apophyse externe du marteau ne provoque ni bourdonnement ni vertige.

Dans le cathétérisme des trompes, la malade entend siffler l'air mais ne le sent pas passer.

Vue. — Le champ visuel de l'œil droit est rétréci. Pas de daltonisme, l'œil gauche est amblyopique à un haut degré, depuis une blessure faite avec un éclat de verre. Elle voit à peine les doigts placés devant cet œil.

Goût. — Le sucre est goûté sur le tiers postérieur gauche de la langue.

Le sel, le vinaigre, le sulfate de quinine sont perçus sur le tiers postérieur gauche et moins bien sur le tiers postérieur droit.

Le goût de quinine n'est pas trouvé trop amer.

Le *goût électrique* n'existe, comme nous l'avons vu plus haut, sur aucune partie de la langue et du voile du palais. Il n'existait pas, du moins pour les intensités que nous avons indiquées en parlant de la sensibilité de la muqueuse buccale, au courant galvanique.

Odorat. — La malade sent l'assa-fœtida par les deux narines.

Parmi différentes essences, elle ne trouve à l'essence de rose aucune odeur : « C'est de l'eau pure, » dit-elle.

L'essence de violette, de verveine, etc., sont senties sans qu'elle puisse les reconnaître.

Ouïe. — La perception cranio-tympanienne à la montre est bonne des deux côtés du crâne.

La perception aérienne à la montre se fait à 1 mètre pour l'oreille droite, et à 80 centimètres pour l'oreille gauche, à l'acoumètre et à la voix chuchotée au delà de 6 mètres pour les deux oreilles. Les diapasons ut_2, ut_3, ut_4, ut_5, et les sons aigus du sifflet de Galton sont bien perçus par les deux oreilles. Les diapasons mis sur le vertex sont entendus également des deux côtés.

Certains sons endorment la malade (voir plus loin : états hypnotiques). L'expérience de *Rinne* faite avec les mêmes diapasons donne un résultat positif pour les deux oreilles.

L'orientation de l'ouïe, à la montre, au diapason, au sifflet et la voix chuchotée est conservée.

Organe du toucher. — L'organe du toucher se montre normal.

Motilité. — Tous les mouvements volontaires sont possibles. A l'état de veille, la malade est toujours en *imminence de contracture*, c'est-à-dire que des causes insignifiantes en apparence peuvent déterminer chez elle des contractures diffuses plus ou moins étendues. Les causes qui sont susceptibles de produire ces contractures sont :

a) Excitation de la peau ou des *muqueuses*.

Pour ce qui concerne ces dernières, nous avons trouvé qu'un frottement léger de la langue, par exemple, la fait contracturer. Si on frotte légèrement avec un bâtonnet en bois le voile du palais, ce dernier se contracture et avec lui les constricteurs pharyngés et les abaisseurs de la mâchoire inférieure.

Si on chatouille avec un pinceau d'ouate l'entrée des fosses nasales, on voit les orifices externes se resserrer.

b) Excitations musculaires.

c) Excitations ostéo-fibreuses.

d) Excitations psychiques.

On fait cesser les contractures par l'insufflation brusque ou par suggestion.

Suggestion à l'état de veille. — Elle accepte toutes les suggestions qu'on veut lui donner; cependant, il faut insister un peu plus qu'à l'état hypnotique. Ainsi, on peut par suggestion faire disparaître les différentes zones hystérogènes extérieures et des muqueuses que possède Marie-Louise.

Les *hallucinations* de la vue, de l'ouïe et de l'odorat, du goût et du toucher sont également bien acceptées. (Voir plus loin les suggestions et les hallucinations à l'état cataleptoïde.)

Attaques convulsives. — Marie-Louise est sujette à des attaques convulsives qui sont surtout fréquentes à l'approche des règles. Ces attaques peuvent survenir *spontanément* ou être *provoquées*.

Les attaques *spontanées* sont toujours précédées d'une *aura* qui est composée d'une phase psychique et d'une phase ovarienne.

Les attaques *provoquées* peuvent être le résultat d'une contrariété, d'un chagrin, d'une émotion. Elles résultent aussi de l'excitation des zones spasmogènes, de la peau et des muqueuses que nous allons décrire.

Zones spasmogènes extérieures : 1° à la région sous-mammaire gauche; 2° à la région ovarienne gauche; 3° au niveau des apophyses épineuses des troisième et quatrième vertèbres dorsales.

Zones spasmogènes des muqueuses. — 1° Sur la langue, au niveau des papilles caliciformes; 2° sur les loges amygdaliennes et sur les piliers postérieurs du voile du palais; 3° sur le pharynx buccal;

4° sur le bord de l'épiglotte; 5° sur la muqueuse de presque toute la fosse nasale gauche et du pharynx nasal.

La peau et la muqueuse qui recouvrent les zones spasmogènes sont normales (sauf la muqueuse de la fosse nasale gauche qui est atrophiée et couverte de croûtes.)

Elles ne sont le siège d'aucun trouble vaso-moteur.

Les zones sont toutes hypno-spasmogènes, c'est-à-dire, que leur excitation légère provoque le sommeil et leur excitation vive, les convulsions.

Les zones extérieures sont profondes. Celles des muqueuses sont plus ou moins superficielles.

La compression est le mode d'excitation le plus simple des zones spasmogènes. Mais tandis que cette compression doit être forte pour les zones extérieures, il suffit d'un attouchement assez léger pour mettre en activité les zones des muqueuses.

La chaleur produite par le rayonnement d'un thermocautère détermine pour les zones extérieures d'abord le sommeil, puis l'attaque. Le contact de quelques gouttes d'eau froide ou chaude a le même effet. Une sonde chauffée, appliquée sur les zones hypno-spasmogènes de la langue, reste sans action sur ces dernières.

L'application des électrodes d'un *appareil d'induction* sur une des zones extérieures provoque le sommeil hypnotique, si le courant est faible, et l'attaque convulsive s'il est plus fort. Nous avons pu constater le même phénomène pour les zones hypno-spasmogènes de la langue.

Nous avons trouvé que le *courant galvanique* peut également agir sur les zones des muqueuses comme moyen excitateur. Une intensité de 4 à 6 millimètres suffisait pour exciter les zones hypno-spasmogènes de la langue, surtout celles du côté gauche.

Certains agents sont susceptibles de modifier l'excitabilité des zones spasmogènes. L'*électrisation statique* fait disparaître en quelques minutes toutes les zones spasmogènes extérieures.

Il en est de même des zones spasmogènes des muqueuses que nous avons vues disparaître après un bain électrique de vingt minutes.

Les attaques convulsives spontanées ou provoquées se composent de trois phases : 1° une phase épileptoïde très courte; 2° une phase clonique de 5 à 30 minutes de durée; 3° une phase d'hypnose postconvulsive, d'une durée indéterminée, car elle ne cesse que lorsqu'on a réveillé artificiellement la malade.

Zones spasmofrénatrices. — On ne peut arrêter les attaques convulsives de Marie-Louise que par la compression énergique de la région ovarienne droite et du creux épigastrique qui a pour effet d'arrêter les convulsions et de faire passer la malade à l'état cataleptoïde.

Il n'en est pas absolument de même pour les crises provoquées par l'excitation des zones 1, 2, 3 de la muqueuse buccale du côté gauche. Si on essaie de les arrêter par compression sur une zone spasmofrénatrice, la malade passe à l'état léthargique et non à l'état cataleptoïde.

Etats hypnotiques. — Les états hypnotiques de Marie-Louise sont l'*état cataleptoïde* avec somnambulisme et l'*état léthargique.*

Nous parlerons seulement de l'*état cataleptoïde avec somnambulisme.*

On peut provoquer chez la malade deux variétés distinctes de l'état cataleptoïde. Dans la première les yeux sont légèrement ouverts, dans la seconde les yeux sont fermés. Entre ces deux variétés il n'y a aucune différence essentielle.

Les procédés qui provoquent le sommeil hypnotique en état cataleptoïde, les yeux ouverts ou fermés sont :

1° La fixation du regard sur un objet quelconque, brillant ou non, mobile ou immobile, lointain ou rapproché.

2° L'audition d'un bruit monotone tel que le tic-tac d'une montre ou d'un métronome.

Nous avons constaté que les diapasons ut_4 (512 v. d) et ut_5 (1024 v. d) qu'on faisait entendre par voie aérienne endormaient la malade. Si on les faisait entendre par voie cranienne en les plaçant sur un point quelconque du crâne, ils ne produisaient aucun effet.

Les sons aigus du sifflet de Galton endorment aussi la malade mais seulement par l'oreille droite.

3° L'injonction pure et simple permet de mettre la malade en état cataleptoïde.

4° L'excitation des zones hypnogènes qui sont extrêmement nombreuses provoque aussi le sommeil hypnotique.

Il en existe soixante-quatorze sur la tête, le cou, le thorax, l'abdomen, les membres supérieurs et inférieurs. Nous avons constaté aussi une zone hypnogène sur la muqueuse de la fosse nasale droite (1). Il en existe une autre derrière le tragus des deux oreilles.

A l'état cataleptoïde la sensibilité de la peau et des muqueuses est la même qu'à l'état de veille.

Les sens du goût, de l'odorat et de l'ouïe fonctionnent exactement comme à l'état de veille.

La malade possède encore des zones idéogènes (une zone d'extase et une de babillage) et des zones idéo-sensorielles.

La malade ne sort jamais spontanément du sommeil hypnotique. Il faut qu'on la réveille ou par simple injonction ou par pression sur une des zones hypnofrénatrices qu'elle possède.

Une fois réveillée, elle ne se rappelle rien de ce qui s'est passé pendant qu'elle était endormie.

Les *suggestions verbales* sont acceptées par Marie-Louise avec la plus grande facilité, soit qu'elles portent sur les organes des sens, ou sur la sensibilité de la peau et des muqueuses, soit qu'il s'agisse de suggestions portant sur des phénomènes moteurs, sur des phénomènes psychiques ou sur des actes. La malade est aussi susceptible de suggestions par les attitudes corporelles et par l'excitation des muscles de l'expression du visage.

Nous ajoutons quelques expériences que nous avons faites chez Marie-Louise sur l'abolition des réflexes des muqueuses, des différents goûts et des différentes couleurs.

Abolition des réflexes par suggestion. — On peut par suggestion abolir, ou au moins considérablement diminuer certains *réflexes* des muqueuses.

Ainsi, nous disons à la malade qu'elle n'aura plus de nausées à l'attouchement du pharynx buccal et nasal ou de l'épiglotte, et en effet, les attouchements réitérés de ces parties sont supportés sans nausées, bien qu'elle continue à sentir le contact. C'est à peine si on voit se produire quelques contractions légères des muscles constricteurs du pharynx. Défendons-lui d'éternuer malgré l'irritation de la muqueuse nasale droite, la malade n'éternue plus, tout en sentant comme auparavant le contact de la sonde. Si nous lui suggérons de ne plus tousser, quoi que nous puissions faire dans son larynx, elle supporte très bien le badigeonnage des aryténoïdes et n'émet que rarement une petite

(1) A un examen pratiqué un mois plus tard, cette zone avait entièrement disparu.

toux, tandis qu'avant la suggestion, un léger attouchement de cette région provoquait des accès de toux. Il ne s'agissait pas, dans ces expériences, d'une abolition de la sensibilité par suggestion, car la malade continuait à sentir nettement le contact de la sonde.

Abolition des différents goûts par suggestion. — On peut par suggestion abolir la perception des goûts. Ainsi, si l'on défend à la malade de percevoir tout ce qui est amer et qu'on lui fasse boire une solution de sulfate de quinine, elle dit que c'est de l'eau et en boit autant qu'on veut.

Si on ajoute à une solution sucrée ou salée, juste assez concentrée pour qu'elle donne une sensation gustative distincte, une dose de sulfate de quinine capable de masquer complètement le goût de sucre ou de sel, et qu'on la fasse goûter à la malade, elle nous dit que c'est sucré ou salé.

Elle trouve identique la solution primitive et le mélange.

De même, si nous lui suggérons de ne plus goûter plusieurs substances sapides (amer, acide, salé) et que nous lui fassions boire un mélange de solution de quinine, de vinaigre et de sel, elle le trouve insipide. Ajoutons-nous un peu d'eau sucrée, elle nous répond immédiatement que le liquide est sucré.

Nous avons souvent répété et varié ces expériences, elles nous ont donné toujours le même résultat. La malade après avoir été privée par suggestion d'un goût ou de plusieurs goûts en fait complètement abstraction dans les mélanges et reconnaît les autres substances.

Abolition des différentes couleurs par suggestion. — Si l'on supprime par suggestion la perception d'une couleur, le *rouge*, par exemple, la malade voit blancs tous les objets colorés en rouge.

Si on fait un disque moitié *rouge* moitié *vert*, et qu'on lui imprime un mouvement de rotation rapide, la malade voit, comme nous, le disque blanc.

Si nous armons ses yeux de verres rouge foncé, après lui avoir suggéré de voir à travers comme s'ils n'étaient pas colorés, et que nous placions sur une table des objets diversement colorés, la malade nous semble faire abstraction de la couleur rouge et reconnaît la plupart du temps la couleur naturelle des objets.

Voici les résultats d'une de nos expériences dans laquelle, le verre rouge étant mis à la place du verre opaque dans un appareil de photographie, la malade, dont la tête était complètement couverte d'étoffe noire, regardait à travers le verre rouge des laines de différentes couleurs placées sur un fond noir à une distance de 1 mètre.

Couleurs des laines :	Un œil normal voit ces laines à travers le verre *rouge foncé* de l'appareil :	La malade voit ces laines à travers le verre *rouge foncé* de l'appareil :
Rouge.......	Jaune violacé.	Jaune pâle.
Orange.....	Jaune très clair.	Jaune pâle rosâtre.
Jaune.......	Jaune.	Jaune très clair.
Vert foncé.	Noir (parfois noir violet).	*Gros-vert*, parfois elle dit gros-bleu.
Vert clair..	Violet.	*Vert*, parfois, après plusieurs essais, elle dit violet.
Bleu clair..	Noir violet.	*Bleu pâle.*
Bleu foncé.	Noir (parfois noir verdâtre).	*Gros-bleu* ou *gros-vert.*
Violet.......	Violet.	Violet rose.

Dans une autre série d'expériences nous avons placé successivement derrière le verre rouge des verres diversement colorés et nous avons tourné l'appareil vers la fenêtre.

Voici les résultats que nous avons obtenus :

Verres placés derrière le verre *rouge foncé* :	Un œil normal voit à travers ces verres :	La malade voit à travers ces verres :
Rouge jaune..........	Rouge	*Jaune.*
Orange................	Rouge plus foncé.	*Jaune.*
Vert clair..............	Rouge plus foncé.	*Bleu.*
Vert foncé............	Noir.	*Bleu*, parfois *noir.*
Bleu clair..............	Rouge plus foncé.	*Bleu.*
Bleu foncé............	Rouge foncé.	*Bleu foncé.*
Violet	Rouge plus foncé.	*Violet.*

Nous avons obtenu des résultats analogues en suggérant à la malade de ne pas voir la couleur bleue et la couleur verte, et de voir à travers des verres bleus et verts comme s'ils étaient des *carreaux de vitre.*

Nous croyons que ces quelques résultats que nous avons obtenus sont susceptibles de jeter une lumière nouvelle sur la nature de certaines suggestions.

Toutefois, nous ne les donnons que sous toute réserve, la malade fatiguée, par nos examens, n'ayant pas voulu se prêter à la continuation des expériences sur l'abolition des couleurs par suggestion.

OBSERVATION VII

Louis M..., trente ans, cuisinier.

Antécédents héréditaires. — Mère nerveuse, sœur hystérique.

Antécédents personnels. — Jusqu'en 1880, il n'a jamais été malade sauf un mal d'oreilles avec écoulement purulent dont il a souffert dans son bas âge.

Caractère très violent. En 1880, il est pris de battements de cœur et de vomissements fréquents durant six semaines. Six ans plus tard, ces symptômes reviennent après une forte contrariété. Depuis un an environ, le malade ne perçoit plus le goût des mets aussi bien qu'autrefois.

Fonctions organiques. — Au moindre mouvement un peu brusque, à la moindre émotion et parfois sans cause apparente, survient une accélération des battements du cœur. Rien du côté des autres organes.

Etat anatomique des muqueuses. — La muqueuse des cornets inférieurs, surtout du cornet inférieur gauche, est hypertrophiée. Elle saigne au moindre attouchement.

Le tympan droit est déprimé, terne et porte une cicatrice transparente un peu en arrière de l'ombilic.

Le tympan gauche offre une large destruction occupant tout son segment postérieur et laissant voir la niche de la fenêtre ronde; ce qui reste du tympan est épaissi et induré par des concrétions calcaires.

Anesthésie cutanée. — La peau offre de grands îlots anesthésiques. Tout le reste est hypoesthésique. Le degré et la forme de l'anesthésie varient d'un jour à l'autre.

ANESTHÉSIE DES MUQUEUSES ET DES ORGANES DES SENS

(Examen du 22 octobre 1886.)

Muqueuse buccale et pharyngée (1). — Tout le *côté droit* offre une

(1) La sensibilité subit des variations du jour au lendemain et même d'un moment à l'autre.

sensibilité au contact fort diminuée, sauf les gencives complètement insensibles au contact.

La piqûre, peu sentie sur les deux tiers antérieurs de la langue, ne l'est pas du tout sur tout le reste.

La brûlure est sentie comme une légère piqûre sur la langue et sur le pharynx, le reste de la muqueuse ne sent pas même cette piqûre.

Le *côté gauche* est insensible au contact, sauf les piliers et la paroi postérieure du pharynx qui sentent faiblement le toucher avec la sonde.

La piqûre n'est pas sentie de ce côté, mais la paroi pharyngienne et quelques points de la langue sentent, au lieu de la sensation de piqûre, une sensation de contact plus ou moins forte.

La brûlure n'est sentie nulle part, sauf sur la paroi pharyngienne qui, brûlée, sent une légère piqûre.

Réflexes (nausées). — On ne peut provoquer de réflexe ni en pressant sur la base de la langue ni en touchant les piliers, ni en titillant le voile du palais. Seule, la paroi postérieure du pharynx réagit un peu à des attouchements réitérés par de légers réflexes. Mais dès qu'on s'approche avec la sonde, guidée par le miroir laryngé, de la paroi postérieure du larynx (muqueuse des aryténoïdes), on provoque des nausées très vives.

Cette limite est bien marquée ; toute la paroi pharyngienne, déterminant difficilement des réflexes, tandis qu'au niveau des aryténoïdes, ce moindre attouchement donne naissance à des réflexes intenses.

Larynx. — La sensibilité au contact ne paraît pas diminuée. On provoque facilement de la toux réflexe et des nausées.

Muqueuse nasale. — Fosse nasale droite : L'entrée de la fosse nasale droite est hypoesthésique. La véritable muqueuse nasale est sensible et donne des réflexes assez vifs (éternûments et larmoiements). L'écartement de la narine par le *speculum nasi* est assez bien senti.

Fosse nasale gauche : Elle est presque insensible dans sa paroi externe (tout le long du cornet inférieur et sur le bord du cornet moyen.)

Mais à l'attouchement de la face supérieure, on provoque la sensation du toucher et des réflexes (éternûments et larmoiements).

Le plancher est un peu sensible dans sa partie postérieure. La cloison, un peu sensible à l'entrée du nez, devient très sensible dans ses parties postérieure et supérieure.

L'écartement de la narine n'est senti que partiellement, c'est-à-dire que la branche interne du spéculum touchant la cloison donne une sensation de contact, tandis que la branche externe touchant l'aile du nez n'est pas sentie.

L'ammoniaque et l'acide acétique concentré sont perçus par la *narine droite* et provoquent chez le malade des clignements de l'œil droit sans larmoiement.

Les mêmes agents chimiques ne sont pas sentis par la *narine gauche* et ne déterminent aucun réflexe.

La muqueuse des *arrière-fosses nasales* se montre très peu sensible à l'attouchement avec la sonde ; la voûte pharyngienne surtout est complètement insensible et on peut en toucher tous les points sans provoquer ni sensation ni réflexe. — Les parois latérales sentent un peu et l'attouchement provoque chez le malade des mouvements de déglutition.

Cathétérisme des trompes. — Trompe droite : l'air insufflé est entendu et donne une sensation de fraîcheur. La bougie en celluloïde donne au malade la sensation d'une piqûre vive dans l'oreille.

Trompe gauche : L'air insufflé est entendu mais n'est pas senti. La bougie en celluloïde n'est que faiblement sentie, beaucoup moins que de l'autre côté.

Conduits auditifs et tympans. — La partie cartilagineuse du conduit droit est hypoesthésique au contact, à la piqûre et à la brûlure. La partie osseuse du conduit et le tympan sont analgésiques. Tout le conduit auditif gauche est analgésique. Le tympan gauche à moitié détruit et la caisse sont sensibles au contact.

Conjonctive. — Œil droit : La conjonctive des paupières et de la sclérotique ne sent pas le contact. La conjonctive de la paupière inférieure sent légèrement la brûlure, celle de la paupière supérieure la sent comme faible piqûre.

Œil gauche : La conjonctive des paupières et de la sclérotique ne sent pas le contact et ne sent la piqûre que comme simple contact. La conjonctive palpébrale inférieure et supérieure ne perçoit la brûlure que comme faible piqûre.

Vue. — Le champ visuel est irrégulièrement rétréci des deux côtés.

Goût. — Le sel est goûté du côté droit par la partie postérieure de la langue, par les piliers et le voile du palais; du côté gauche par les piliers et la voile du palais seulement.

Le sucre est goûté par les mêmes parties, mais le malade n'en reconnaît pas le goût.

Le vinaigre est aussi goûté par ces parties, mais le malade croit goûter quelque chose d'âcre; le sulfate de quinine est reconnu comme quelque chose de très amer.

Odorat. — Les odeurs ne sont pas senties par la narine gauche. La narine droite sent et reconnaît les odeurs des clous de girofle, du safran, de l'essence de rose et de violette. L'assa fœtida est sentie mais le malade ne trouve pas cette odeur mauvaise.

Ouïe. — (Rappelons que les tympans présentaient des traces d'otites moyennes suppurées.)

La perception cranio-tympanienne à la montre n'est conservée du côté droit que sur la tubérosité frontale, et n'existe du côté gauche qu'en avant du tragus et sur l'apophyse mastoïde.

Les diapasons (la_2 et sol_3) mis sur le vertex ou sur n'importe quelle partie de la tête, même sur l'apophyse mastoïde droite, sont mieux entendus par l'oreille gauche. L'expérience de *Rinne* faite avec les mêmes diapasons donne à gauche un résultat négatif.

La voix chuchotée (trois, maison) est entendue à 30 centimètres des deux oreilles.

La perception aérienne à la montre se fait à 4 centimètres pour l'oreille droite et l'oreille gauche n'entend la montre qu'au contact.

(Examen du 26 novembre 1886.)

L'anesthésie des muqueuses est restée la même qu'au dernier examen.

Le *goût* se montre un peu modifié.

Le sel, le sucre et le vinaigre sont bien goûtés sur le tiers postérieur droit de la langue et sur le pilier antérieur droit du voile du palais, et faiblement perçus sur le tiers postérieur gauche de la langue. Le malade ne reconnaît pas le goût du vinaigre.

Le sulfate de quinine n'est perçu que sur le tiers postérieur de la langue.

Goût et sensibilité électriques de la langue et du voile du palais. — Le goût électrique n'existe que sur le tiers postérieur de la langue et sur le voile du palais. Il ne survient qu'à une intensité considérable du courant. La sensibilité électrique se montre très émoussée sur toutes les parties examinées.

Voici les résultats détaillés des examens unipolaire et bipolaire :

EXAMEN UNIPOLAIRE (*pôle positif*).

Parties de la langue et du voile du palais examinées.	Intensités du courant en milli-ampères	Sensations et phénomènes provoqués.
Langue : Bord du tiers antérieur droit	8	Brûlure.
— Bord du tiers antérieur gauche............	7 à 8	Brûlure et salivation légère.
— Milieu du tiers antérieur droit	14	Brûlure et salivation légère.
— Milieu du tiers antérieur gauche............	11	Brûlure et salivation légère.
— Bord du tiers moyen droit	9,5 à 11	D'abord brûlure et ensuite salivation légère.
— Bord du tiers moyen gauche............	8,5 à 12	D'abord brûlure et ensuite salivation légère.
— Milieu du tiers moyen droit	14 à 17	D'abord brûlure et ensuite salivation légère.
— Milieu du tiers moyen gauche............	14,5 à 22	D'abord brûlure et ensuite salivation légère.
— Tiers postérieur droit..	10, 5	Goût salé, salivation abondante, pas de nausées.
— — — gauche	11	Goût salé, salivation abondante et nausées.
Voile du palais : Moitié droite..	4	Goût salé, salivation abondante et nausées.
— — — gauche.	5 à 7,5	Goût salé, salivation abondante et nausées.

EXAMEN BIPOLAIRE

Parties de la langue et du voile du palais examinées.	Intensités du courant en milli-ampères	Sensations et phénomènes provoqués.
LANGUE : Milieu du tiers antérieur droit...............	9,5	Brûlure et salivation légère.
— Milieu du tiers antérieur gauche.............	10	Brûlure et salivation légère.
— Milieu du tiers moyen droit...............	10	Brûlure et salivation légère.
— Milieu du tiers moyen gauche.............	10	Brûlure et salivation légère.
— Tiers postérieur droit...	20 à 22	Goût salé et salivation abondante.
— — — gauche	20 à 22	Goût salé et salivation abondante.
VOILE DU PALAIS : Moitié droite ..	6	Goût légèrement salé et nausées.
— — — gauche.	6	Nausées.
— — — —	12	Brûlure, pas de goût.

OBSERVATION VIII.

Hippol. G..., quarante-quatre ans.

Antécédents héréditaires. — Sa mère était d'un caractère très vif et avait des crises de nerfs. Ses sœurs présentent des phénomènes nerveux.

Antécédents personnels. — La malade a toujours joui d'une bonne santé. Il y a trois ans seulement, à la suite d'un chagrin causé par son fils, elle fut prise de crises de pleurs et bientôt après d'une attaque convulsive, très violente, qui a duré deux heures et qui a été suivie d'une tentative de suicide. L'attaque ne s'est plus reproduite. Mais, depuis lors, elle éprouve des douleurs dans la région ovarienne gauche, dans la gorge et dans le nez, qui l'inquiètent beaucoup.

De temps en temps, elle souffre aussi d'éternûments spasmodiques et de toux aboyante.

Fonctions organiques. — Rien d'anormal.

Les *muqueuses* (buccale, nasale, etc.), ne présentent aucune lésion anatomique.

Anesthésie cutanée. — Il existe une anesthésie de la peau en forme de grands îlots. Le reste est plus ou moins hypoesthésique.

Les piqûres et les attouchements réitérés sont suivis d'une rougeur vive de la peau et d'une forte démangeaison.

Zones douloureuses extérieures. — La malade a des points douloureux à la pression au niveau des angles de la mâchoire inférieure, au-dessus des seins, au milieu du sternum, dans la région ovarienne gauche, etc., qui sont souvent aussi le siège de douleurs spontanées.

ANESTHÉSIE DES MUQUEUSES ET DES ORGANES DES SENS.

(Examen du 27 octobre 1886.)

La *muqueuse de la bouche et du pharynx* offre une anesthésie presque totale au contact, à la piqûre et à la brûlure. Mais les piliers postérieurs du voile du palais et la paroi postérieure du pharynx sont le siège de zones douloureuses. La malade ne sent pas sur ces parties le contact, la piqûre et la brûlure, mais si on appuie avec un instrument mousse, elle éprouve une douleur excessivement vive. Elle localise aux mêmes points les douleurs spontanées dont elle souffre souvent.

Les réflexes (nausées) de l'arrière-gorge sont peu vifs.

La *muqueuse de la fosse nasale droite* est sensible au contact, à la piqûre et à la brûlure. L'attouchement provoque de l'éternûment, du larmoiement et de la toux.

Fosse nasale gauche. — La muqueuse du cornet inférieur, du bord du cornet moyen et du tiers antérieur de la cloison et du plancher présente une hypoesthésie prononcée au contact, à la piqûre et à la brûlure. Les deux tiers postérieurs de la cloison et du plancher, et la face supérieure du cornet moyen sont sensibles. Les parties postérieures des deux fosses nasales sont occupées par des zones douloureuses ; sur les mêmes points naissent souvent des douleurs spontanées.

Les agents chimiques (acide acétique, ammoniaque) sont sentis des deux côtés, mais mieux à droite. La sensibilité des *arrière-fosses nasales* paraît un peu émoussée.

Le *layrnx* offre une légère diminution de la sensibilité et des réflexes.

Conduits auditifs et tympans. — La partie cartilagineuse des conduits est anesthésique au contact, et hypoesthésique à la piqûre et à la brûlure (cette dernière n'est sentie que comme faible piqûre). La partie osseuse des conduits et des tympans présente des zones, dont le plus léger attouchement provoque des douleurs très intenses ; ces douleurs surviennent souvent spontanément.

En pratiquant le cathétérisme des *trompes,* la malade sent et entend l'air insufflé.

Vue. — Les champs visuels des deux yeux sont presque également rétrécis (30° à 40°). Pas d'achromatopsie.

Goût. — Le sel, le sucre, le vinaigre et le sulfate de quinine ne sont perçus que sur les bords de la langue et faiblement sur le voile du palais. Le goût du sel n'est pas distinctement senti.

La malade éprouve pendant des journées entières un goût amer.

Odorat. — L'assafœtida est mieux sentie par la narine droite que par la gauche. La malade ne lui trouve aucune odeur désagréable.

Les différentes essences (rose, violette, verveine, etc.) sont faiblement senties surtout par la narine gauche.

Ouïe. — La perception cranio-tympanienne à la montre et à l'acoumètre est bonne. Quant à la perception aérienne, le tic-tac de la montre n'est entendu qu'à une distance de 45 centimètres des deux côtés, tandis que l'audition de l'acoumètre et de la voix chuchotée se fait pour les deux oreilles à une distance de 15 et de 20 mètres.

Les différents diapasons placés sur le vertex sont un peu mieux perçus par l'oreille droite, mais dès qu'on bouche l'oreille gauche, leurs sons résonnent davantage à cette dernière.

L'expérience de *Rinne* est positive des deux côtés.

(Examen du 5 décembre 1886.)

L'anesthésie de la peau et des muqueuses n'a subi que des modifications insignifiantes.

Le *goût* a varié un peu plus.

Le sel, le sucre et le vinaigre ne sont goûtés que par les bords de la langue et par le pilier antérieur gauche du voile du palais. Le sulfate de quinine est perçu par les mêmes parties et par la base de la langue y compris la région des papilles caliciformes.

Goût électrique et sensibilité électrique de la langue et du voile du palais. — Le champ du goût électrique se montre à l'examen unipolaire presque normal; à l'examen bipolaire, il est diminué.

La sensation de brûlure et la salivation réflexe n'apparaissent dans les deux examens qu'à des intensités plus ou moins grandes du courant galvanique.

EXAMEN UNIPOLAIRE (*pôle positif*).

Parties de la langue et du voile du palais examinées	Intensités du courant en milli-ampères	Sensations et phénomènes provoqués
LANGUE : Bord du tiers antérieur droit	1	Brûlure, salivation légère et goût.
— Bord du tiers antérieur gauche	0,5	Goût.
— — — —	2 à 3	Brûlure et salivation.
— Milieu du tiers antérieur droit	5	Brûlure, salivation légère.
— Milieu du tiers antérieur gauche	5,5	Goût, brûlure, pas de salivation.
— Bord du tiers moyen droit	1	Goût.
— — — —	6,5	Brûlure et salivation légère.
— Bord du tiers moyen gauche	0,5	Goût.
— — — —	5 à 7	Brûlure.
— Milieu du tiers moyen droit	1,5	Goût.
— — — —	7	Brûlure et salivation.
— Milieu du tiers moyen gauche	0,5	Goût.
— — — —	5	Brûlure, et salivation.
— Tiers postérieur droit	0,5 à 1	Goût, salivation et nausées.
— — — gauche	0,5 à 1	Goût, nausées.

VOILE DU PALAIS : Moitié droite..	1 à 1,5	Brûlure.
— — — —	5	Nausées, salivation.
— — — gauche	1,5	Brûlure, goût faible.
— — — —	2,5 à 3	Nausées.

EXAMEN BIPOLAIRE

Parties de la langue et du voile du palais examinées	Intensités du courant en milli-ampères	Sensations et phénomènes provoqués
LANGUE : Bord du tiers antérieur droit...............	2,5	Brûlure.
— Bord du tiers antérieur gauche............	1,5	Brûlure.
— Milieu du tiers antérieur droit...............	3	Brûlure.
— Milieu du tiers antérieur gauche............	3	Brûlure.
— Bord du tiers moyen droit...............	3	Brûlure, salivation et goût.
— Bord du tiers moyen gauche............	6 à 8	Brûlure et salivation.
— Milieu du tiers moyen droit...............	3	Brûlure.
— Milieu du tiers moyen gauche............	8 à 9	Brûl. et salivation
— Tiers postérieur droit..	2 à 3	Goût, nausées.
— — — gauche	0,5 à 1	Goût, nausées.
VOILE DU PALAIS : Moitié droite...	3	Brûlure, nausées.
Moitié gauche.	4 à 7	Brûlure et goût faible.

OBSERVATION IX

Bric..., vingt-un ans.

Antécédents héréditaires. — Mère et grand'mère maternelle très nerveuses (crise de nerfs).

Antécédents personnels. — Dans son enfance, pas de phénomènes hystériques.

A dix-sept ans, après une tentative de viol, elle est prise de fièvre qui s'est terminée par des vomissements répétés.

A dix-huit ans, après une forte contrariété elle a eu un accès de suffocation suivi de perte de connaissance qui a duré trois heures. Les pertes de connaissance se renouvellent et deviennent fréquentes. C'est à cause d'elles qu'elle entre dans le service de M. le professeur Pitres.

Fonctions organiques. — Rien d'anormal.

Sensibilité cutanée. — Normale sur tout le corps, au contact, à la piqûre et à la brûlure.

SENSIBILITÉ DES MUQUEUSES ET DES ORGANES DES SENS

Muqueuse buccale. — Toute la muqueuse est normalement sensible au contact.

La piqûre et la brûlure sont partout bien senties sauf sur la voûte palatine et sur la muqueuse des joues.

La voûte palatine jusqu'à la naissance du voile est hypoesthésique à la piqûre et anesthésique à la brûlure.

La muqueuse de la joue droite à partir de la troisième molaire est hypoesthésique à la piqûre et anesthésique à la brûlure. Près de l'angle de la bouche la muqueuse est plus sensible, la muqueuse de la joue gauche se comporte d'une manière semblable, mais l'hypoesthésie à la piqûre et la thermoanesthésie sont un peu moins prononcées et sur une surface moins grande.

La sensibilité des *fosses nasales*, des *arrière-fosses nasales* et du *larynx* est normale.

Il en est de même pour les *conduits auditifs* et les *tympans.*

La recherche de la sensibilité des fosses nasales ne s'est étendue que sur les parties antérieures, la malade se refusant à l'attouchement des parties plus profondes.

Goût. — Sel, sucre, vinaigre, sulfate de quinine bien goûtés par toute la langue et le voile du palais.

Odorat. — La vanille, les clous de girofle, l'assa fœtida, sont bien sentis.

Ouïe. — La perception cranio-tympanienne à la montre et à l'acoumètre est normale. La perception aérienne à la montre, à l'acoumètre et à la voix chuchotée est aussi normale. L'expérience de *Rinne* est positive des deux côtés.

La malade n'est pas hypnotisable, ne subit pas de suggestions à l'état de veille. Elle n'a ni zones hypnogènes ni zones spasmogènes. Mais elle a une *zone léthargogène* au creux épigastrique.

Une pression de cette région fait tomber la malade dans un

état de résolution complète dont elle se réveille brusquement après avoir passé par un état cataleptoïde les yeux fermés.

Un traitement général fait au bout de peu de temps disparaître les pertes de connaissance et la malade quitte l'hôpital.

OBSERVATION X

V. Proub..., seize ans.

Antécédents héréditaires. — Son père est alcoolique, sa mère et son frère ont un caractère très emporté.

Antécédents personnels. — La malade dès son bas âge a présenté des troubles nerveux. Elle a eu de très fréquentes pertes de connaissance; depuis l'âge de quatorze ans, toujours bien réglée.

Le 15 septembre 1885, quelques jours après avoir eu une vive altercation avec son fiancé, elle a été prise une heure après le déjeuner d'un hoquet continu pendant huit jours consécutifs, qui ne lui permettait ni de dormir ni de travailler. Pendant qu'elle buvait, le hoquet s'arrêtait complètement pour recommencer aussitôt après.

Pendant la durée du hoquet, l'estomac et l'abdomen se dilataient progressivement.

Depuis, le hoquet revenait et disparaissait avec le flux menstruel. Depuis le mois de janvier 1886, il revient tous les jours, chaque fois que la malade mange ou boit.

Fonctions organiques. — Rien d'anormal si ce n'est que l'estomac et l'abdomen sont pendant la durée du hoquet très douloureux à la pression et considérablement dilatés.

Les *muqueuses* sont pâles. Les amygdales sont hypertrophiées. La muqueuse des cornets inférieurs, surtout de l'extrémité postérieure du cornet inférieur gauche, est tuméfiée.

Hoquet. — Depuis le 12 janvier, le hoquet survient après chaque repas ou bien après l'ingestion d'une petite quantité d'aliments solides ou liquides. Ni les émotions, ni les grands bruits, ni la marche, ni les secousses, ni l'attouchement des muqueuses des voies aériennes supérieures (cornets inférieurs hypertrophiés, cloison des fosses nasales, arrière-fosses nasales, muqueuses pharyngée et laryngée) ne sont capables de le provoquer. Jamais il ne vient la nuit. Sa durée et son intensité varient selon la quantité et la qualité des aliments ingérés.

Pour arrêter ce hoquet on essaie l'électricité, mais sans résultat.

Le lavage de l'estomac pratiqué pendant un mois environ le diminue considérablement.

Plus tard, on constate qu'une forte compression des récurrents arrête le hoquet.

Des pulvérisations de cocaïne, au moment d'une crise, diminuent la sensibilité des voies aériennes supérieures mais ne changent en rien le hoquet.

La *sensibilité cutanée* au contact, à la piqûre et à la température est normale sur tout le corps.

SENSIBILITÉ DES MUQUEUSES ET DES ORGANES DES SENS

Muqueuse buccale et pharyngée. — La sensibilité au contact, à la piqûre et à la brûlure est normale sur toute la muqueuse, sauf sur la paroi postérieure du pharynx buccal qui est hypoesthésique.

Les *réflexes* (nausées) ne peuvent pas être déterminés en pressant sur la base de la langue. Ils sont difficiles à provoquer en touchant les piliers et la paroi postérieure du pharynx.

Muqueuse nasale. — La sensibilité au contact, à la piqûre et à la brulûre paraît normale.

L'ammoniaque et l'acide acétique concentré sont bien sentis.

Larynx. — La sensibilité au contact est diminuée sur toutes ses parties (épiglotte, face linguale et laryngée, bandes ventriculaires, cordes vocales). — Cette diminution est la même pour le côté droit que pour le côté gauche.

Les *arrière-fosses nasales* paraissent normalement sensibles au contact et leur attouchement détermine des réflexes.

Les *conduits externes* et les *tympans* offrent une sensibilité normale au contact, à la piqûre et à la chaleur.

La malade ne nous permet pas de pratiquer le cathétérisme des trompes. A peine avons-nous introduit la sonde dans la narine droite ou à la gauche qu'elle se jette vivement en arrière. Quoique très docile, elle refuse absolument de se laisser sonder, car la sonde, dit-elle, lui cause une sensation très désagréable.

Goût. — Le sel, le sucre, le vinaigre et le sulfate de quinine ne sont goûtés *que sur les deux tiers antérieurs de la langue.*

Odorat. — L'assa fœtida est bien sentie des deux côtés. Elle ne trouve pas cette odeur désagréable.

Ouïe. — La perception cranio-tympanienne et aérienne à la montre et à l'acoumètre est normale. Les diapasons (la_2 et sol_3) mis sur le vertex sont également entendus par les deux oreilles.

L'expérience de *Rinne* faite avec les mêmes diapasons est positive des deux côtés. L'acuité à la montre est normale.

OBSERVATION XI (1)

Sylv..., vingt-quatre ans, cavalier au 6e régiment de hussards. Rien à noter dans ses antécédents héréditaires.

Antécédents personnels. — Plusieurs maladies de l'enfance. Pas de phénomènes nerveux jusqu'à son appel sous les drapeaux. Au régiment, il lui arrive un accident : il tombe de cheval, et dans sa chute se fracture le radius droit au tiers moyen. Le soir du jour où on enlève l'appareil à fracture, au mois de juillet 1884, le malade s'aperçoit que le bras droit ne peut exécuter aucun mouvement.

On constate, en effet, une paralysie complète du membre supérieur droit avec anesthésie s'étendant jusqu'à l'épaule. L'examen général du sujet, fait par M. Duponchel, médecin-major, ne laissait reconnaître aucun trouble de la sensibilité cutanée des autres parties du corps. L'ouïe, le goût et l'odorat étaient également normaux. Le champ visuel de l'œil gauche était faiblement rétréci. Le réflexe pharyngien était aboli. L'application des métaux, les essais de transfert, la recherche des zones hystérogènes donnaient un résultat négatif.

On porta le diagnostic : paralysie du membre supérieur droit de cause traumatique et de nature hystérique.

Le malade, toujours atteint de sa paralysie du bras droit, est envoyé à la consultation clinique de M. le professeur Pitres, où on continue à l'étudier. C'est là que nous avons pu faire l'examen des muqueuses et des organes des sens.

ANESTHÉSIE DES MUQUEUSES ET DES ORGANES DES SENS

(Examen du 11 janvier 1887.) — La muqueuse de la *bouche* et du *pharynx* offre une sensibilité normale au contact, à la piqûre et à la brûlure. Les réflexes (nausées) de l'arrière-gorge sont conservés. Si on titille le voile du palais et ses piliers, ou si on touche la paroi postérieure du pharynx, soit avec la sonde, soit avec le doigt, on provoque des nausées.

(1) L'histoire de ce malade se trouve dans le travail de M. Duponchel. *L'hystérie dans l'armée.* (Extrait de la *Revue de Médecine*, 1886.)

Fosses nasales. — (La muqueuse des cornets inférieurs, surtout du cornet gauche, est turgescente. Dans la fosse nasale gauche, on aperçoit sur le milieu de la cloison une exostose obstruant en grande partie les méats inférieur et moyen.) La sensibilité au contact, à la piqûre et à la brûlure est normale à droite. Du côté gauche, le malade se sent agacé par l'attouchement avec la sonde.

L'épiglotte (face laryngée) offre une sensibilité et des réflexes normaux. Nous ne réussissons pas à examiner les autres parties du larynx, le malade ne voulant pas se prêter à la continuation de notre examen.

Les *conduits externes* et les *tympans* sont normalement sensibles à tous les modes de sensibilité.

Goût. — Le sucre, le sel et le vinaigre ne sont goûtés ni sur la langue ni sur le voile du palais, mais ils le sont faiblement sur la paroi postérieure du pharynx.

Le sulfate de quinine est perçu sur le tiers postérieur de la langue, y comprise la région des papilles caliciformes.

Odorat. — L'assa fœtida et les différentes essences (essence de rose, de violette, etc.) sont senties par les deux narines. Le malade dit que toutes les odeurs l'énervent et il refuse de les aspirer pendant quelques instants.

Ouïe. — Tympans normaux, trompes libres. La perception cranio-tympanienne (montre) est bonne.

Perception aérienne : Le tic-tac de la montre est entendu par les deux oreilles à une distance de 1 mètre ; mais la voix chuchotée (maison, hôpital) n'est perçue par l'oreille droite qu'à 6 mètres, et par l'oreille gauche qu'à 4 ou 5 mètres.

Les diapasons (ut_2 ut_3 ut_4 et ut_5) placés sur le vertex sont également entendus des deux côtés.

L'expérience de *Rinne* donne un résultat positif pour les deux oreilles.

Quant aux autres phénomènes que présente le malade : paralysie et anesthésie complète du membre supérieur droit, ils sont restés les mêmes qu'auparavant et tous les moyens employés jusqu'à présent pour les faire disparaître n'ont donné aucun résultat.

CONCLUSIONS

ANESTHÉSIES DES MUQUEUSES

1° L'anesthésie des muqueuses est très fréquente dans l'hystérie. Nous l'avons constatée dans tous nos cas d'anesthésie cutanée (sauf un) et même dans deux cas sans anesthésie de la peau.

2° D'une manière générale, l'anesthésie des muqueuses suit la disposition, le degré et la nature de l'anesthésie cutanée, mais cela n'a rien d'absolu, car fréquemment et même toujours pour certaines muqueuses, on trouve cette règle en défaut.

Les parties des muqueuses les plus rapprochées de la peau se comportent comme la peau elle-même, mais souvent il n'en est pas de même des parties plus profondes des orifices naturels.

3° Nous n'avons jamais trouvé de l'hémianesthésie totale des muqueuses. La fosse nasale du côté hémianesthésique du corps gardait toujours sur une partie de sa muqueuse (surtout sur une partie de la cloison) la sensibilité plus ou moins intacte, et le larynx était dans toutes ses parties ou hyperesthésique, ou normalement sensible, ou hypoesthésique, ou anesthésique.

4° La muqueuse buccale s'est montrée deux fois hémianesthésique totale ; dans les autres cas d'hémianesthésie cutanée, elle offrait de l'hémianesthésie plus ou moins incomplète. Dans l'analgésie cutanée elle était analgésique, dans l'anesthésie cutanée en îlots elle était presque complètement anesthésique.

La sensibilité galvanique de la langue et du voile du

palais n'était jamais abolie, mais toujours au moins légèrement diminuée sur les parties anesthésiques aux autres modes de sensibilité.

La diminution de la sensibilité galvanique n'avait aucun rapport avec celle des autres modes de sensibilité ni chez les différents malades comparés entre eux, ni chez la même personne examinée seule.

Dans les cas d'hémianesthésie cutanée, la sensibilité galvanique était plus diminuée du côté hémianesthésique du corps, même dans les cas où la muqueuse n'offrait pas de l'hémianesthésie aux autres modes de sensibilité.

La salivation à l'excitation galvanique était souvent diminuée ou même abolie tant à l'excitation unipolaire qu'à l'excitation bipolaire.

La sensibilité faradique de la langue était ou conservée ou abolie sur les parties insensibles, elle était diminuée sur les parties analgésiques.

5° La muqueuse nasale n'était jamais hémianesthésique totale. Dans l'analgésie cutanée elle était analgésique.

6° Le pharynx buccal et nasal était dans trois cas hémianesthésique; dans les deux autres cas d'hémianesthésie cutanée, il était ou totalement anesthésique ou normalement sensible des deux côtés. Dans l'analgésie cutanée totale, il était analgésique.

7° Le larynx s'est montré une fois anesthésique et une fois analgésique total. Dans quatre cas il était hypoesthésique.

L'anesthésie de l'épiglotte n'est un signe ni pathognomonique ni constant et précoce de l'hystérie.

8° Le conduit auditif et le tympan étaient deux fois anesthésiques du côté hémianesthésique du corps. Dans les autres cas d'hémianesthésie cutanée, la partie cartilagineuse du conduit auditif seule était insensible, tandis que sa partie osseuse et le tympan restaient sensibles.

Dans l'analgésie cutanée, le conduit auditif et le tympan étaient analgésiques.

La trompe d'Eustache (partie cartilagineuse) ne semblait jamais être complètement anesthésique.

La sensibilité des tympans ne joue aucun rôle dans l'orientation auditive et leur anesthésie n'est pas la cause de l'incapacité de reconnaître la direction du son et de s'orienter au bruit.

ANESTHÉSIES DU GOUT, DE L'ODORAT ET DE L'OUIE

9° *Goût.* — Nous avons trouvé comme signe fréquent et presque constant une diminution du champ gustatif.

Le champ gustatif n'était pas toujours également diminué pour les quatre sensations gustatives fondamentales. Parfois même, le goût était complètement aboli pour une sensation gustative, alors qu'on n'observait pour les autres qu'une diminution du champ gustatif.

Il existait parfois une perversion du goût (parageustie) pour certaines substances sapides.

L'hémianesthésie nette du goût ne s'est montrée que dans un seul cas d'hémianesthésie cutanée.

Parfois, l'anesthésie spéciale était liée à l'anesthésie générale de l'organe du goût, mais le plus souvent cette relation n'existait pas : le goût était aboli sur des parties de la langue et du voile du palais, sensibles au contact et à la douleur; ou bien, il était au contraire conservé sur des parties anesthésiques, hypoesthésiques ou analgésiques de l'organe du goût.

Il existait, à l'examen bipolaire, une diminution ou une abolition du champ du goût électrique.

Le champ gustatif électrique était ou de même étendue ou plus petit que le champ gustatif pour les substances sapides.

Il ne semblait pas exister de relation entre la sensibilité galvanique spéciale et la sensibilité galvanique générale de l'organe du goût.

10° *Odorat.* — Nous avons trouvé une fois de l'anosmie totale, quatre fois de l'anosmie unilatérale et une fois de l'hypoesthésie olfactive.

Il n'existait pas de rapport absolu entre l'anesthésie de l'odorat et celle de la peau.

L'anesthésie de l'odorat se combinait ordinairement avec l'anesthésie d'une partie de la muqueuse de la fosse nasale correspondante. Toutefois cette dernière ne présentait jamais une anesthésie totale.

11° *Ouïe.* — Nous avons constaté dans trois cas de la surdité unilatérale complète ou presque complète.

Dans deux autres cas, la perception de la voix chuchotée seule s'est montrée diminuée, tandis que la perception aérienne à la montre et la perception cranio-tympanienne étaient normales; chez un sixième malade il n'existait de diminution auditive que pour le tic-tac de la montre, transmis par l'air; et enfin, dans deux cas, il se montrait de la surdité complète pour les sons très aigus.

La perception cranio-tympanienne n'était complètement abolie sur une oreille que dans les cas de surdité unilatérale complète. Elle se montrait diminuée ou intacte quand la perception aérienne l'était aussi.

Les différents diapasons, placés sur le vertex, étaient mieux ou exclusivement perçus par l'oreille bonne dans les cas de diminution ou d'anesthésie unilatérale de l'ouïe.

L'expérience de *Rinne* donnait toujours un résultat positif.

Il n'existait pas de rapport entre l'anesthésie de l'ouïe et celle de la peau.

Il n'y avait pas de relation entre l'anesthésie spéciale et l'anesthésie générale de l'organe de l'ouïe qui se trouvait abolie dans une oreille dont le conduit et le tympan étaient sensibles et se montrait conservée dans une oreille dont le conduit et le tympan étaient anesthésiques.

ZONES HYSTÉROGÈNES DES MUQUEUSES

1° Il existe des zones hystérogènes sur les muqueuses.

2° Sur nos onze hystériques, six avaient des zones hystérogènes des muqueuses : sur la muqueuse nasale, six fois; sur la muqueuse laryngée, quatre fois; sur le pharynx nasal, trois fois ; sur la muqueuse buccale et pharyngée, deux fois; sur le conduit auditif externe et le tympan, deux fois; sur la trompe, une fois; sur la conjonctive, la cornée et le conduit lacrymal inférieur, une fois.

3° Les malades ayant des zones hystérogènes sur les muqueuses possédaient des zones extérieures et étaient tous sujets à des crises convulsives, quelques-uns même à des attaques somnambuliques spontanées.

4° De ces malades, cinq présentaient de l'hémianesthésie cutanée et un de l'analgésie cutanée totale.

5° Les zones étaient ordinairement symétriques ; toutefois les zones nasales du côté hémianesthésique du corps étaient moins étendues et un peu moins excitables que celles de l'autre côté.

6° Les muqueuses (surtout la muqueuse nasale) occupées par des zones offraient souvent des lésions anatomiques plus ou moins prononcées.

7° Les zones hystérogènes siégeaient ordinairement sur les muqueuses sensibles.

8° L'excitabilité des zones offrait des différences marquées chez les divers malades et chez le même sujet toutes les zones n'étaient pas également sensibles, mais en général elles étaient facilement excitables.

9° La pression avec une sonde était le moyen ordinaire de leur excitation. Nous avons aussi excité les zones nasales par des agents chimiques (acide acétique, ammoniaque) et les zones buccales par les courants faradique et galvanique d'assez grande intensité.

10° Le chlorhydrate de cocaïne en solution à 10 0/0 rendait parfois les zones inexcitables. L'électricité statique abolissait l'excitabilité des zones spasmogènes.

11° Les zones hystérogènes des muqueuses peuvent apparaître et disparaître ou changer de nature du jour au lendemain. Ordinairement elles sont assez constantes.

12° La connaissance de l'existence des zones des muqueuses explique certains phénomènes qu'on a observés chez des personnes névropathiques et permettra d'éviter les accidents qui peuvent survenir dans les opérations pratiquées sur les muqueuses des hystériques.

13° Les zones des muqueuses ont une valeur diagnostique : elles permettront, une fois constatées, d'établir un diagnostic immédiat.

14° Les muqueuses, surtout celles occupées par des zones hystérogènes, ont une grande importance étiologique et thérapeutique au point de vue de l'explosion et de la gravité de certains symptômes de l'hystérie.

TABLE DES MATIÈRES

INTRODUCTION 6

PREMIÈRE PARTIE

Anesthésie des muqueuses et de quelques organes des sens (goût, odorat, ouïe.)

CHAP. I. — *Historique* 9

CHAP. II. — *Exposé critique des méthodes d'exploration employées par les auteurs* 18

A. Muqueuses. *B*. Organes des sens.

CHAP. III. — *Méthodes d'exploration suivies par nous* 24

A. Muqueuses. *B*. Organes des sens.

CHAP. IV. — *Anesthésie des muqueuses* (Muqueuses des voies aériennes supérieures et des organes des sens) 31

I. *Anesthésie de chaque muqueuse prise séparément.*

1° *Bouche* :

A. Anesthésie au toucher, à la piqûre et à la brûlure.

B. Anesthésie électrique ;

a) Galvanique ;

b) Faradique.

2° *Fosses nasales.*

3° *Pharynx buccal et nasal.*

4° *Larynx.*

5° *Conduit auditif, tympan, oreille moyenne* (orientation de l'ouïe).

6° *Conjonctive et cornée.*

II. *Anesthésie des muqueuses en général.*

CHAP. V. — *Anesthésie des organes du goût, de l'odorat et de l'ouïe* 55

I. *Goût.* — *A*. *Goût pour les substances sapides* (solutions sucrée. salée, acide et amère) :

1° Diminution du champ gustatif; 2° Champ gustatif différent pour les 4 sensations gustatives fondamentales; 3° Perversion du goût (Parageustie); 4° Rapport entre l'anesthésie cutanée et celle du goût; 5° Rapport entre l'anesthésie spéciale et générale de l'organe du goût.

B. Goût électrique :
1° Diminution du champ gustatif; 2° Relation entre le champ gustatif électrique et celui pour les substances sapides; 3° Relation entre l'anesthésie électrique spéciale et générale.
II. *Odorat.*— *A.* Fréquence.
B. Rapport entre l'anosmie et l'anesthésie cutanée.
C. Rapport entre l'anosmie et l'anesthésie de la muqueuse nasale.
III. *Ouïe.* — *A.* Fréquence et nature de la surdité hystérique.
B. Rapport entre l'anesthésie de l'ouïe et celle de la peau.
C. Rapport entre l'anesthésie de l'ouïe et celle du conduit auditif et le tympan.

DEUXIÈME PARTIE

Des zones hystérogènes des muqueuses........................ 85

1° *Historique.*
2° *Définition.*
3° *Siège et fréquence.*
4° *Rapport des zones avec l'anesthésie cutanée et leur distribution.*
5° *État anatomique au niveau des zones.*
6° *État de la sensibilité des muqueuses au niveau des zones.*
7° *Excitabilité des zones :*
A. Agents d'excitation;
B. Agents d'inhibition.
8° *Apparition et disparition spontanées des zones.*
9° *Explication de leur existence et de leur fréquence.*
10° *Leur importance théorique et pratique.*
Appendice. — Abolition par suggestion : De certains réflexes des muqueuses, des différents goûts et des différentes couleurs. — Surdité unilatérale suggérée. — Action hystérogène des organes des sens........................ 109
Observations.. 113
Conclusions.. 175

Bordeaux. — Imprimerie Nouvelle A. BELLIER et C°, 16, rue Cabirol, 16.

www.ingramcontent.com/pod-product-compliance
Ingram Content Group UK Ltd.
Pitfield, Milton Keynes, MK11 3LW, UK
UKHW021122220726
13924UKWH00004B/1861